普通高等学校教材
口腔医学基础研究与临床应用前沿丛书
高等院校数字化融媒体特色教材

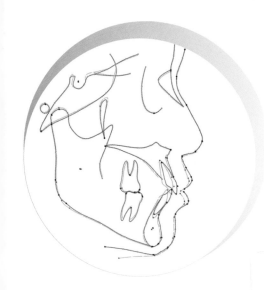

系统化
口腔正畸学

（基础篇）

U0221449

Systematic
Orthodontic Techniques

(Basic Part)

主 编 施洁珺

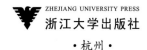

ZHEJIANG UNIVERSITY PRESS
浙江大学出版社
·杭州·

编 委 会

主　编　施洁珺

副主编　朱嘉珺

编　委　（按姓氏笔画排序）

丁王辉　李伯休　吴　娜　吴梦婕

陆梦婷　陈学鹏　林　军　林新平

黄丞一　蒋世杰　傅　振

前　言

　　错𬌗畸形是世界卫生组织认定的口腔三大疾病之一。口腔正畸学主要研究错𬌗畸形的病因机制、诊断分析及其预防和治疗，与口腔其他各个亚专科以及遗传演化、生物力学、骨生物学和材料科学等均有着紧密联系。在我国，青少年错𬌗畸形的发病率接近 80％。近年来，随着社会经济文化的进步，国民对口腔颌面部健康的关注与美学的需求日益增长。然而，由于目前口腔医师的人数不足以及正畸专科医师的严重缺乏，错𬌗畸形的有效治疗率不高。为提升口腔医学专业学生对口腔正畸学的基本认识，帮助学生掌握常规的治疗原则、方法以及临床应用，为我国培养能够承担医疗任务和具有社会责任感的正畸医师，我们组织编写了《系统化口腔正畸学（基础篇）》教材。

　　本教材是浙江大学教材建设项目之一，结合同名线上 MOOC 课程编写，内容偏重实用临床知识和实用技术原理的讲解。全书共 7 章，包括口腔正畸学简史、口腔正畸学基础理论、早期矫治、固定矫治技术、正畸相关多学科联合治疗、成人正畸、当代正畸新技术等实用的临床知识及技术。每章除介绍系统性理论知识外，还融入具有实践指导意义的国内外相关研究成果、学科发展的前沿知识以及多学科理念，便于学生充分掌握正畸临床技能。此外，本教材特别突出"互联网＋"专业教育，线上课程视频以二维码形式嵌入相应内容中，是"纸质教材＋数字多媒体资源"一体化的新形态教材，便于教师开展线上线下混合式教学。

　　本教材以习近平新时代中国特色社会主义思想和党的二十大精神为指导，落实立德树人根本任务，以培养高素质应用型专业人才为宗旨。本教材遵循成熟性、科学性和前瞻性三项原则，针对口腔正畸学的基本理论、基本知识以及基本技能进行整理及编撰，帮助学生夯实基础，同时透彻讲解重难点，紧跟正畸技术发展趋势，培养学生的科学思维方法、分析问题和解决问题的能力。本教材面向口腔医学相关专业本科生、研究生及规培生和进修医生，同时可供临床医护人员参阅。

本教材编者均来自浙江大学口腔医学院口腔正畸学教研室，他们在 20 余年的教学实践中总结出了一套具有自身特色的教学体系。具体分工如下：第一章由施洁珺编写；第二章第一节由施洁珺编写，第二节由李伯休编写，第三节由林新平编写；第三章第一节、第二节由陆梦婷编写，第三节由丁王辉编写；第四章第一节由施洁珺编写，第二节由吴娜编写，第三节由林军编写，第四节由傅振编写，第五节由黄丞一编写，第六节由朱嘉珺编写；第五章第一节由陈学鹏编写，第二节由施洁珺编写；第六章由吴梦婕编写；第七章第一节由蒋世杰编写，第二节由施洁珺编写。全体编者参阅了大量经典论著、学科前沿论文等，在充分认识和理解教材的编写要求及指导思想的前提下，结合自身的教学与临床实践体会，以高度的责任心和使命感投入教材的编写。在此特别感谢为本次教材编写付出辛勤劳动的所有老师和工作人员。

由于时间和水平有限，书中难免有疏漏和不妥之处，恳请各位读者提出宝贵意见，以便再版时改进和完善。

编者

2024 年 2 月

目 录

第一章　口腔正畸学简史

第一节　口腔正畸学的先驱

口腔正畸
发展史

生活在公元前 5 万年的尼安德特人即有牙列不齐的现象（图 1-1-1）。公元前 400 年左右，古希腊名医 Hippocrates 最早论述了牙颌颅面畸形。古罗马时期，Celsus 医生建议人们利用手指推错位牙进行矫治。

近代口腔正畸学起源于 18 世纪。1723 年，法国医师 Pierre Fauchard 首次描述了一种机械性矫治器 Bandeau，并出版了第一部关于牙科的专著《外科牙医：关于牙齿的论文》（*The Surgeon Dentist：A Treatise on the Teeth*），他也被誉为"正畸学之父"（图 1-1-2）。1771 年，John Hunter 出版了《人类牙齿的自然历史》（*The Natural History of Human Teeth*），第一次清晰地阐述了矫形的原则，描述了颌骨发育和正常咬合，并对牙齿进行了分类。1841 年，Joachim Lefoulon 命名了"Orthodontosie"（正畸学）一词。Norman Kingsley 于 1880 年出版了《口腔畸形论》（*Treatise on Oral Deformities*），提出病因、诊断和治疗计划是临床实践的基础。

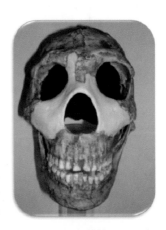

图 1-1-1　尼安德特人颅骨中牙列不齐的现象

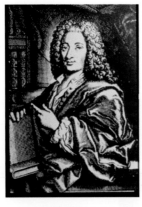

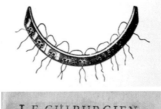

图 1-1-2　"正畸学之父"Pierre Fauchard（左），其描述的 Bandeau 矫治器（右上）
以及第一部关于牙科的专著（右下）

1888 年，被誉为"美国正畸学之父"的 John Farrar（图 1-1-3）出版了《牙列不齐及其矫治学》（*A Treatise on the Irregularities of the Teeth and Their Corrections*）一书，提出了生理性牙移动和应用轻力移动牙齿的基本概念。1908 年，Calvin Case（图 1-1-3）撰写了《牙齿正畸技术与原理实用论》（*A Practical Treatise on the Technics and Principles of Dental Orthopedia*），并陆续发表了 123 篇论文，他也是最早使用 Ⅱ 类牵引和尝试牙齿整体移动的医生之一，在治疗中注重面部美观，提倡通过拔牙改善面型。

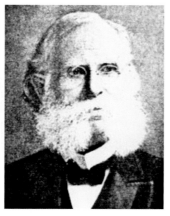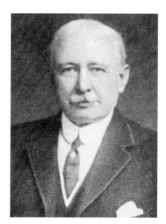

图 1-1-3　"美国正畸学之父"John Farrar（左）与 Calvin Case（右）

19 世纪，Edward H. Angle 医生（图 1-1-4）提出了"安氏分类"，这是正畸学发展史上的重要里程碑。他发明了 Edgewise 矫治器，提出带状弓、钉管弓等矫治技术，还创立了第一所正畸学校，创办了第一本正畸学杂志，并组织成立了第一个正畸协会。Angle 被誉为"现代正畸学之父"。

头影测量是正畸学的重要组成部分。1931 年，Birdsall H. Broadbent（图 1-1-5）提出影像重叠以判断牙颌颌面治疗前后变化的理念，设计头颅定位仪用于拍摄标准化的头颅定位片。1953 年，Cecil C. Steiner（图 1-1-5）提出了具有 14 项内容的 Steiner 头影测量分析法。1948 年，William B. Downs（图 1-1-5）以眶耳平面为基准平面，提出了包含 10 项指标的 Downs 头影测量分析法。

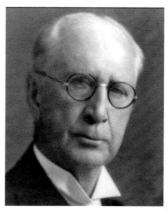

图 1-1-4　"现代正畸学之父"
Edward H. Angle

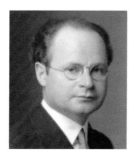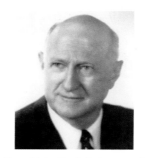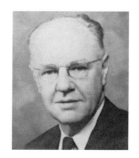

图 1-1-5　Birdsall H. Broadbent（左）、Cecil C. Steiner（中）与 William B. Downs（右）

生长发育研究同样也是正畸学的重要基础。Allan G. Brodie（图 1-1-6）将颅颌面部生长发育与正畸临床实践相结合，建立了正畸疗效与面部生长发育的联系。Arne Björk（图 1-1-6）将种植钉植入骨内进行人类生长发育的研究，发现了上下颌骨均向下、前方生长。

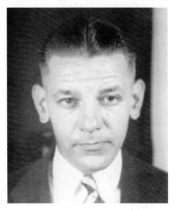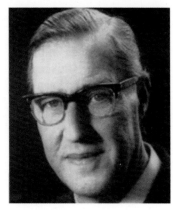

图 1-1-6　Allan G. Brodie（左）与 Arne Björk（右）

第二节　现代固定矫治技术的发展

现代矫治
技术的发展

一、Angle 发明方丝弓矫治器

Angle 医生提倡保留全部牙齿，并提出牙弓决定基骨的理论。Angle 于 1900 年设计了 E-arch 矫治器，通过让牙齿向唇侧倾斜移动，扩大牙弓，排齐牙列。Angle 在 1910 年发明了钉管装置，该装置在弓丝上焊接垂直钉，带环上焊接垂直管。弓丝戴入时，钉插入管内，通过调整钉调控牙齿移动。这种矫治器使用不便，易脱焊，技术难度大。经过多年钻研和尝试，他分别在 1916 年、1928 年提出了带状弓装置、方丝弓（edgewise）装置。方丝弓矫治器具有矩形弓丝与长方形槽沟，两者通过嵌合式的面接触，用金属结扎丝固定钢丝于槽沟内，主要特点是能在三维方向上控制牙移动。

二、Tweed-Merrifield 技术

1941 年，Charles H. Tweed（图 1-2-1）在 Angle 方丝弓技术的基础上进行改革，提出了 Tweed 方丝弓矫治技术。他重新提出拔牙矫治以改善面型突度的理念并予以实践，其矫治目标是下切牙直立于基骨，强调支抗的重要性。

1986 年，Lester L. Merrifield（图 1-2-1）提出了 Tweed-Merrifield 定向力矫治技术，

3

将 Tweed 技术需要的 12 组弓丝简化为 4～5 组。他对方丝弓矫治技术的革新可归纳为：①提出牙弓空间范围的概念；②提出侧面轮廓改善的有效范围；③全牙弓间隙分析法；④定向力技术。

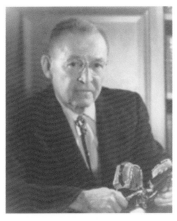 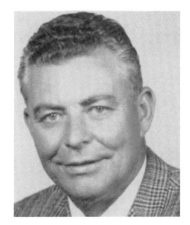

图 1-2-1　Charles H. Tweed(左)与 Lester L. Merrifield(右)

三、直丝弓矫治技术

20 世纪 60 年代末，Lawrence Andrews(图 1-2-2)研究了 120 例未经正畸治疗的正常恒牙𬌗，提出了正常𬌗六项标准，并于 1972 年设计出了直丝弓矫治器。该矫治器的托槽内预制转矩、轴倾及扭转，根据骨面型、拔牙与否、支抗要求等，设计了十余种托槽系列。Andrews 也因此被誉为"直丝弓矫治器之父"。

Ronald Roth(图 1-2-2)于 1976 年改良了 Andrews 直丝弓矫治器。Roth 直丝弓矫治器的主要设计思想是：①一种托槽系列适合大部分患者；②托槽包含的角度可以完成轻度过矫治；③允许牙齿轻微倾斜移动。

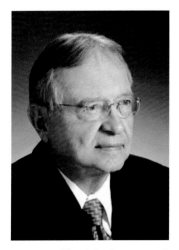 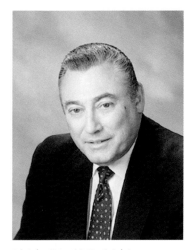

图 1-2-2　Lawrence Andrews(左)与 Ronald Roth(右)

1997 年，Richard McLaughlin、John Bennett 和 Hugo Trevisi(图 1-2-3)推出了 MBT 直丝弓矫治器。该矫治器符合持续性轻力、尖牙向后结扎、滑动法关闭间隙等现代矫治理念，减少了弓丝弯制，提高了矫治效率。

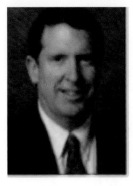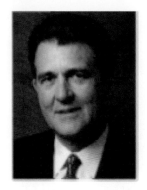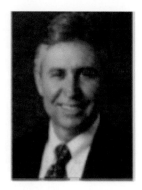

图 1-2-3 Richard McLaughlin(左)、John Bennett(中)和 Hugo Trevisi(右)

四、Begg 细丝弓矫治技术

Paul R. Begg(图 1-2-4)提出了磨耗殆理论，并依据该理论从 1928 年开始对拥挤病例采取拔牙矫治。20 世纪 40 年代，Begg 与冶金专家 Wilcock 合作研发了澳丝、Begg 托槽、栓钉等矫治附件。1956 年，Begg 提出分差力原理，主张轻力矫治，允许牙齿倾斜移动，并明确地将矫治过程分为三个阶段。

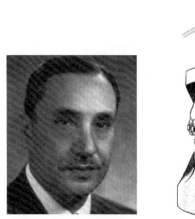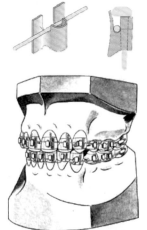

图 1-2-4 Paul R. Begg(左)及 Begg 细丝弓矫治技术(右)

五、差动直丝弓矫治技术

1986 年，Peter Kesling 医生(图 1-2-5)提出了差动直丝弓(Tip-edge)矫治技术，该技

术结合了方丝弓系统（Edge）和 Begg 技术（Tip）的优点，采用分差力原理，提倡轻力矫治，允许牙齿倾斜移动。矫治器去除了方丝弓托槽槽沟对角线的楔形三角块，采用结扎圈或结扎丝结扎。

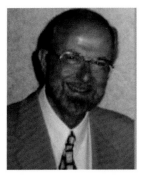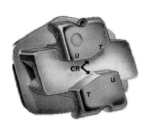

图 1-2-5　Peter Kesling（左）及差动直丝弓矫治技术（右）

六、自锁托槽设计

早在 1927 年即有自锁托槽的雏形（图 1-2-6），20 世纪七八十年代又重新得到重视。设计自锁托槽的初衷是快速闭锁和开启托槽槽沟，其最大优势是摩擦阻力小，符合轻力原则。

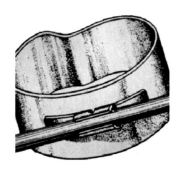

图 1-2-6　自锁托槽形态

七、舌侧矫治技术

1974 年，Alexander Wildman 第一次描述了舌侧托槽。1976 年，Kinya Fujita（图 1-2-7）申请了舌侧托槽专利。1979 年，美国的 Craven H. Kurz 医生（图 1-2-7）联合 Ormco 公司设计开发了舌侧矫治器的雏形，并于 1982 年获得了美国专利局的批准。2003 年，美国 3M/Unitek 公司开发了个性化舌侧矫治系统（Incognito）。

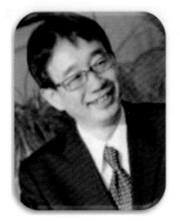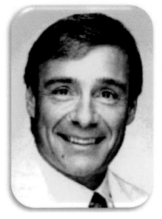

图 1-2-7　Kinya Fujita(左)及 Craven H. Kurz(右)

第三节　功能矫治技术的发展

功能矫治技术
和无托槽矫治
技术的发展

1879 年,美国 Norman Kingsley 医生(图 1-3-1)设计了一种咬合跳跃式矫治器 (bite jumping appliance),其被认为是功能矫治器的先驱。1902 年,Pierre Robin 设计出一种单一体矫治器(monobloc appliance),其通过改变下颌的矢状位置来治疗下颌发育不足。

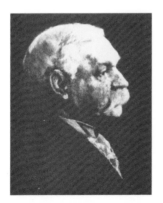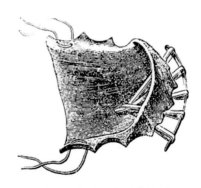

图 1-3-1　Norman Kingsley 医生(左)设计的咬合跳跃式矫治器(右)

1908—1936 年,丹麦 von Viggo Andresen 医生和德国 Karl Häupl 医生设计了最初的肌激动器(activator)(图 1-3-2)。1936 年,他们出版了专著《功能性正畸》(*Functional Jaw Orthopedics*),对欧洲功能矫形的开展产生了较大的影响。

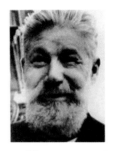
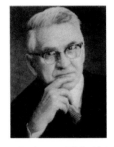
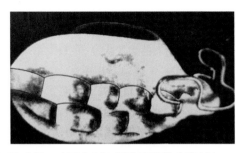

图 1-3-2　von Viggo Andresen 医生（左）和 Karl Häupl 医生（中）设计的肌激动器（右）

　　1960 年，Melvin Moss 医生（图 1-3-3）提出"功能基质假说"，认为颅面的生长是对功能需要的反应，局部因素在颅面生长发育过程中起主要作用，软骨和骨的生长是对功能基质生长的代偿性反应，这为功能矫形提供了理论依据。

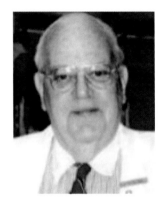

图 1-3-3　Melvin Moss 医生

　　1967 年，Rolf Fränkel 医生设计了功能调节器——Fränkel 矫治器（图 1-3-4），其主要作用于口腔前庭，通过唇挡和颊屏改变口周肌动力平衡。

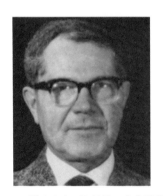
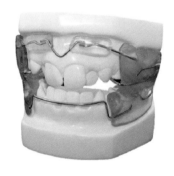

图 1-3-4　Rolf Fränkel 医生（左）设计的 Fränkel 矫治器（右）

　　1905 年，Emil Herbst（图 1-3-5）设计了一种固定式功能矫治器，并于 1935 年发表，但未被业界重视。1979 年，Hans Pancherz（图 1-3-5）重新将 Herbst 矫治器发表在《美国正畸学杂志》上，促进了 Jasper Jumper、Forsus、SUS2 等固定功能矫治器的发展。

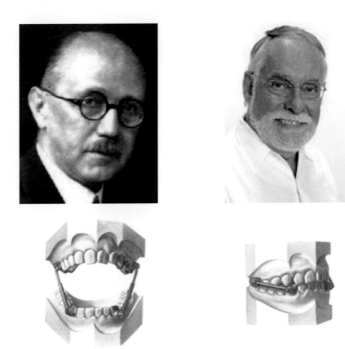

图 1-3-5 Emil Herbst(左上)及 Hans Pancherz(右上)设计的固定功能矫治器(下)

1977 年,William J. Clark 医生(图 1-3-6)设计了可以全天候施力、不影响进食咀嚼的双板式矫治器(Twin-block)。

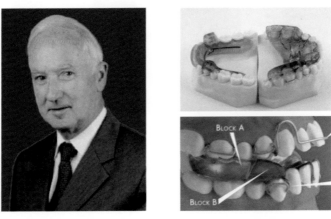

图 1-3-6 William J. Clark(左)设计的双板式矫治器(右)

第四节 隐形矫治技术的发展

1945 年,Harold D. Kesling 医生(图 1-4-1)为实现固定矫治后期的牙齿微小移动,提出通过石膏模型排牙，然后在排牙后的模型上，应用弹性塑胶材料制作的装置，实现正畸保持期咬合关系的微小调整，即"正位器"的概念（图 1-4-1），这被认为是最早的无托槽矫治技术。

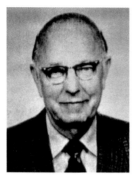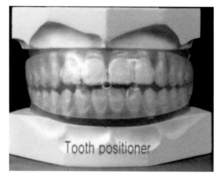

图 1-4-1　Harold D. Kesling（左）提出的正位器（右）被认为是最早的无托槽矫治技术

1993 年，John J. Sheridan 提出利用邻面去釉方法进行排牙的 Essix 矫治技术，该技术基本采用了 Kesling 的方法，几乎每次复诊都需要重新取模并进行新的排牙。

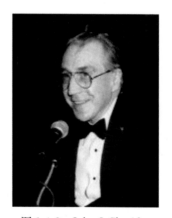

图 1-4-2　John J. Sheridan

1997 年，美国斯坦福大学的两名学生 Kelsey Wirth 和 Zia Chishti 首先在美国硅谷创立了 Align 公司并开发了 Invisalign 系统。他们通过扫描硅橡胶印模或直接口内扫描获得数字化牙列模型，利用计算机辅助设计/计算机辅助制造（CAD/CAM）软件对模型进行分析，进而通过热压膜成型技术加工生产矫治器。

第二章　口腔正畸学基础理论

第一节　口颌面生长发育

一、颅颌面的生长发育

颅颌面的生长发育

(一)生长发育的基本概念及影响因素

生长是指组织、器官和身体各部分乃至全身的大小、长短和重量的增加,包含形态生长和化学成分改变,是一个量变的过程。发育是指身体组织、器官、各系统在功能上不断分化与完善,是一个质变的过程。生长发育并不是一种无限连续的现象。在每一个年龄阶段,个体的某一部分快速成长,而其他部分的成长可能缓慢进行。个体生长有三个快速期:第1期是出生后的3~7个月;第2期是4~7岁;第3期是11~15岁。

颅颌面的生长发育是机体生长发育的一部分,它既遵循全身生长发育的总规律,又具有自身特点。全身高度和颅面高度的比例随着年龄的增长而不断发生变化。如图2-1-1所示,从胎儿到成人,头部和躯干的比例是不断减小的,说明随着年龄的增长,头面

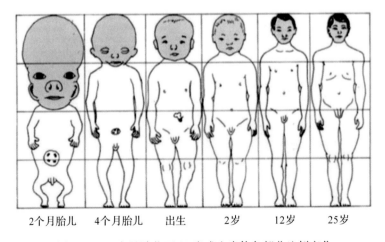

2个月胎儿　4个月胎儿　　出生　　　2岁　　　12岁　　　25岁

图 2-1-1　2个月胎儿至25岁成人身体各部分比例变化

部生长逐渐变慢而躯干生长逐渐变快。在颅颌面生长发育过程中，受各种内外因素的影响（遗传、环境）可产生各种错𬌗畸形，而错𬌗畸形又会影响颅颌面的正常生长发育。深入了解颅颌面生长发育知识，有助于早期预测和诊断错𬌗畸形的发生、发展和预后，有利于矫治计划的制订。

（二）颅部的发育

颅部由含有脑的颅脑和含有面的颅面组成，两者交界处则称为颅底部，颅顶则为网状结缔组织膜。约在胚胎3周时头部开始形成，颅骨生长是从膜性颅（结缔组织）开始的。胚胎2个月时，颅底软骨、颅顶和颊面结缔组织开始骨化。颅部生长方式主要为骨缝的间质增生和骨的表面增生。颅部前后径增长主要是靠颅底软骨生长，如前颅底（SN）生长依靠蝶间软骨结合（出生时钙化）和蝶筛软骨结合（出生后7年左右钙化）；后颅底（S-Ba）生长依靠蝶枕软骨结合（18～20岁）。枕骨大孔以前、枕骨基部与蝶骨相连之间软骨的生长，比枕骨大孔侧后部快，这是配合面部向前下生长之故。颅部上下径及左右径增大，主要是靠颅骨的骨缝生长，出生后许多骨缝及软骨逐渐消失而融合，颌额缝6岁才消失，其次是骨面的表面生长。颅部的三维方向生长虽然同时进行，但不成比例，前后径比上下径及左右径增加更多。

（三）面部的发育

面部的发生是从外胚叶一个被称为原口的浅凹开始的。胚胎4周时，第一鳃弓形成了构成面部的7个突起。胚胎4周半时，原口周围被突起包围，上界为额鼻突、中鼻突及两边的2个侧鼻突，下界为2个下颌突，两侧为2个上颌突。胚胎4周末时，鼻额突向下伸展至左右上颌突之间，其末端被2个浅凹分成3个突起，中间为中鼻突，两侧为侧鼻突，两个浅凹形成以后的鼻孔。胚胎6周时，中鼻突向下方生长，较侧鼻突快速，其末端分化成2个球状突。2个球状突与两侧的上颌突各自联合形成上唇，中鼻突和侧鼻突与同侧的上颌突联合形成鼻翼和鼻梁。上颌突和下颌突融合，一部分形成颊部，一部分形成口腔，并由此决定口的大小。中鼻突在深层中融合并产生上唇人中、容纳上颌切牙的前颌骨部分和硬腭前部（第一硬腭）。在胚胎6、7周时，面部各部分开始融合，如果出现各种因素导致融合不全或不融合，就会出现唇裂、腭裂及面裂等畸形。从第5周至第8周，下颌正中部联合起来。胚胎12周时，形成眼睑和鼻孔。至第8周时，颜面部已初具人面型，但此时鼻宽扁，两眼位于头部外侧，眼距较宽。胎儿后期各部分进一步发育，形状及位置变化调整，面部更近似人面型。

硬腭的发育：胚胎8周末由两侧上颌突的内侧面向中间长出一个侧腭突，其前半部分形成骨板，两侧融合形成第二硬腭，并与中鼻突形成的第一硬腭融合形成整个硬腭部。腭盖一方面通过腭中缝的骨沉积使腭后部加宽，至4～5岁时正中缝开始融合，腭骨宽度较为固定；另一方面通过磨牙区牙槽骨颊侧增生新骨，使腭盖在4～5岁后还能继续加宽。

上颌骨由第一鳃弓的上颌突、侧鼻突和中鼻突共同发育而成。上颌骨的主要生长区包括鼻中隔、骨缝、上颌结节区、硬腭、上牙槽。上颌骨与颅骨相连，通过四条骨缝（额颌缝、颧颌缝、颞颧缝、翼腭缝）间骨质增生使面部向下、向前及向外生长，使面部的长度和高度得以增加（图2-1-2）。其主要生长方式是移位，同时也通过骨表面增生、吸收及改建来雕琢面部形态。上颌骨的主要生长机制包括：①被动性移位。颅底向前下生长，推动上颌向前下移位，一直持续至6～7岁，推移不够会导致上颌发育不足。②上颌和鼻本身的主动性生长。儿童与青少年期，面中部向前移动，上颌结节后缘出现代偿性骨沉积，使上颌骨与上牙弓长度增长。上颌骨高度增长通过颅底及鼻中隔向前下生长，也可通过牙齿的萌出和牙槽骨的表面增生使腭部加深（因为牙槽突生长速度大于腭盖下降速度，致腭穹隆增高约10mm），还能通过腭盖表面增生新骨，鼻底表面吸收陈骨使腭盖下降。

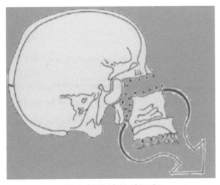
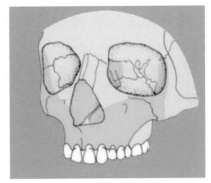

(A) 上颌骨缝的骨沉积　　　　　(B) 深黄色代表上颌前部的骨吸收区

图 2-1-2　上颌骨的生长方向

　　下颌骨由下颌升支和下颌体组成，是出生后颅面部生长潜力最大的骨骼。下颌骨的生长发育中心包括下颌体、下颌角、颏部、下牙槽和颞下颌关节区。下颌骨主要是向后、向上生长，其主要生长方式是软骨成骨（髁突）和骨表面增生吸收（图2-1-3）。下颌骨的生长包括同时发生的骨改建和骨移位，随着骨组织生长，下颌骨会发生原发性移位和继发性移位，这种继发性移位远小于上颌骨的继发性移位，因为大部分颅中窝结构位于髁突前方，所以颅中窝扩大导致的继发性移位主要影响上颌骨，对下颌骨的影响小。但是髁突向上、向后的生长受关节窝结构的限制，使下

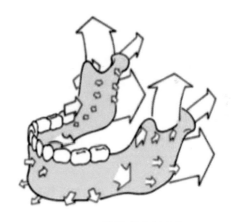

图 2-1-3　下颌骨的生长方向

颌骨发生向前、向下的继发性移位。下颌骨长度增长可通过下颌升支后缘新骨增生、前缘陈骨吸收实现，如此提供了恒牙的萌出位置。此外，也可通过下颌骨外侧新骨增生、内侧陈骨吸收使下颌体长度增加、两侧下颌角距离增加而向四周扩大。下颌骨长度增加以磨牙区最多，第二乳磨牙至下颌角的距离从新生儿的10mm增长为成人的45～50mm。颞凹吸收，髁突随之向外侧生长使下颌支加宽。下颌升支增高主要靠髁突、喙突生长，而下颌体增高主要依靠下颌牙萌出时牙槽突增高及下颌骨下缘新骨少量增生。总而言之，下颌骨髁突、升支和体部都通过生长产生了位移和重塑，实现了下颌骨向三维方向生长。

　　颏部生长：下颌体、下颌支的生长使颏部向前突出，同时颏部基底部和牙根尖部附近因骨表面增生而突出。而颏上区则为骨吸收区域。

髁突由于软骨增殖性生长而向后上方移动，外侧骨表面吸收，内侧骨质增生，形成头部大、颈部细的形态。髁突从其额断面来看，呈"V"形。根据 Enlow 提出的"V"形原理，面向生长方向内面为骨质增生，离开生长方向外侧为骨质吸收，髁突位置按"V"形向侧方连续开阔变化。髁突是一个生长较为旺盛的生长区，而并非生长中心，髁突软骨可以受周围环境、功能因素、生长因子的影响发生适应性改变，是下颌骨矫形治疗的生物学基础。

二、颅面部生长发育的预测方法

颅面部生长
发育的预测方法

（一）生长发育高峰期的定义

生长发育高峰期是指生长速度加快，并且达到最大值（peak height velocity，PHV），随后生长发育减速的一个阶段。确定生长发育所处的阶段，对于某些错𬌗畸形正畸早期治疗的开始时间及治疗后的保持时间的确定有重要意义。在生长发育高峰期内进行正畸治疗，可以缩短治疗时间并取得良好效果，这对于功能性矫治器的使用尤为重要。临床上常用的预测生长发育高峰期的方法有：①通过年龄与身高预测；②通过第二性征预测；③根据牙齿的萌出情况预测；④结合 X 线片检查预测。

女性生长发育高峰期的开始年龄约为 10 岁，持续约 4.7 年，达到最大生长速度的年龄为（11.5±0.9）岁。男性生长发育高峰期的开始年龄约为 12 岁，持续约 4.9 年，达到最大生长速度的年龄为（13.5±0.9）岁。通过年龄与身高进行预测时需要注意的是：不同个体生长发育高峰期的开始时间有较大差异，单单年龄不能作为研究生长发育的指标。因此，临床上常以身高—年龄曲线、身高变化速度—年龄曲线记录生长变化。但临床上个体身高纵向变化资料记录多数不够完备，也可以通过第二性征来判断生长发育高峰是否来临：女孩生长发育高峰出现在乳房发育早期，大多数（75%）男孩生长发育高峰出现在外生殖器发育的中后阶段。此外，还可以根据女孩月经初潮、男孩变声等性征判断生长发育的阶段。

（二）牙龄与生长发育判断法

牙齿的萌出情况与生长发育规律的相关性可用于判断生长发育高峰期是否来临。一些学者认为：牙列发育阶段可在一定程度上反映个体生长发育情况。如果全部切牙未萌出，则个体生长发育（身高的变化）未达到加速期。如果尖牙/前磨牙未萌出，则生长发育未达到高峰期。如果 28 颗恒牙未完全萌出，则生长发育高峰期未结束（身高的增长未减速到每年 20mm）。如果女孩的第三恒磨牙已萌出，则生长发育高峰期已结束。Hellman 将牙列的发育分为五个阶段及三种亚阶段：乳牙𬌗完成前期（Ⅰ），乳牙𬌗完成期（ⅡA），第一恒磨牙开始萌出期（ⅡC），所有的第一恒磨牙及前牙萌出完成期（ⅢA），乳磨牙脱落、后继双尖牙开始萌出期（ⅢB），第二恒磨牙开始萌出期（ⅢC），第二恒磨牙萌出完成期（ⅣA），第三恒磨牙开始萌出期（ⅣC），第三恒磨牙萌出完成期（ⅤA）。

（三）X 线手腕骨片判断法

事实上，正畸临床常用的方法是通过 X 线片来判断生长发育高峰期是否出现。左手手腕骨片是正畸治疗中常用的预测个体生长发育的方法,这是因为手腕部集中了大量的长骨、短骨、圆骨,其中腕骨8块,掌骨5块,指骨14块,加上尺骨、桡骨共29块。此外,拇指内侧籽骨也是骨骼发育的重要标志。手腕各骨化中心的出现、融合时间不同,便于区别,可以集中反映全身骨骼的生长成熟状况,且X线片影像清晰,获取较为方便。由于生长发育高峰期开始之前(即女性10岁之前,男性12岁之前)手腕骨变化甚微,不易从手腕骨片上预测生长发育情况,故该阶段拍摄手腕骨片意义不大。此法主要用于预测生长发育的加速期、高峰期、减速期。此法主要观测部位包括第三手指中节指骨、桡骨远端骨骺端、月状籽骨(拇指内收肌籽骨)。

如图2-1-4所示,第三手指中节指骨的发育分为5期:F、FG、G、H、I期。F期时骨未融合(如果F阶段未出现,那么身高增长的高峰未到);FG期的表现是骨开始融合,融合处与骨边缘有清楚界线并形成一定角度,大多数个体处于生长发育的加速期内;G期的表现是骨开始变厚,形成帽状,骨的边缘锋利,说明身高的增长高峰已到;H期时骨融合并矿化,生长发育的减速期已经开始;I期骨融合及矿化完成,生长发育高峰即将结束或刚刚结束。此外,也可以通过观察第三手指中节指骨的骨干和骨骺的关系来区分发育的不同阶段。当第三手指中节指骨骺宽等于干骺宽时,说明处于生长发育加速期;当骨骺成骺帽,骨骺一侧或两侧覆盖骨干时,说明处于生长发育高峰期;当骨完全融合时,说明处于生长发育减速期。

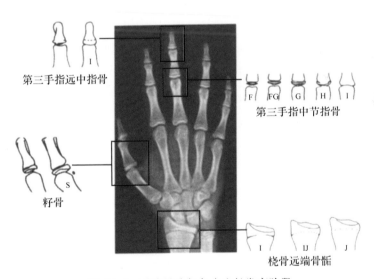

图2-1-4　手腕骨片与各个生长发育阶段

桡骨远端骨干骨骺融合情况分为I期、IJ期和J期。I期骨融合及矿化开始,表示生长高峰即将结束或已结束;IJ期骨融合基本完毕,但两侧尚有小缝隙,表示后期生长发育已开始;J期骨融合及矿化完成,表示生长发育结束。

大多数学者认为身高增长高峰发生在月状籽骨出现后的一年,如果月状籽骨未骨化,那么身高增长的高峰期未达到。如果月状籽骨刚刚出现,多数表明个体处于生长加速期。但是对于某些个体,月状籽骨骨化发生在身高增长高峰期之后。

总之,从手腕骨X线片上确定生长发育各个阶段的主要指标为:①加速期,第三手指中节指骨骺宽等于干骺宽，桡骨骺宽等于干骺宽。②高峰期，拇指内收籽骨的出现，第三手指中节指骨的骨骺成骺帽，桡骨骨骺成骺帽。③减速期，第三手指远中、近中、中节指骨完全融合，桡骨完全融合。

（四）X线颈椎片判断法

颈椎分析法也是正畸治疗中常用的预测个体生长发育的方法之一。颈椎形态变化与骨骺生长发育所处阶段及生长发育潜力密切相关。由于头颅侧位片是正畸治疗中常规需要拍摄的X线片，可以通过头颅侧位片上的颈椎影像观察颈椎形态变化，继而确定个体所处生长发育阶段，无须额外拍摄手腕骨片。

如图2-1-5所示，O'Reilly和Yanniello等学者提出的传统颈椎分析法，通过研究第2～6节颈椎形态学变化，评估患者所处的生长发育阶段。由于头颅侧位片拍摄时，患者的衣领往往遮盖了第5、6节颈椎影像，T. Baccetti等进一步改良了此法，通过观察第2～4节颈椎形态学变化，将其发育归结为6个阶段（Cvs1～Cvs6），从而估计生长发育高峰开始的时间。Cvs1：第2～4节颈椎椎体下边缘平坦，第3、4节椎体呈锥形，表明生长发育高峰最快在此2年后出现。Cvs2：第2节颈椎椎体下边缘略凹陷，第3、4节椎体呈锥形，表明生长发育高峰在此1年后出现。Cvs3：第2、3节颈椎椎体下边缘凹陷，第3、4节椎体呈锥形或水平向呈长方形，表明此阶段出现生长发育高峰。Cvs4：第2～4节颈椎椎体下边缘凹陷，第3、4节椎体水平向呈长方形，表明生长发育高峰在此阶段结束或在此阶段前的1年内已结束。Cvs5：第2～4节颈椎椎体下边缘凹陷，第3、4节椎体至少有一个呈正方形，表明生长发育高峰在此阶段1年前结束。Cvs6：第2～4节颈椎椎体下边缘凹陷，第3、4节椎体至少有一个垂直向呈长方形，表明生长发育高峰至少在此阶段2年前结束。

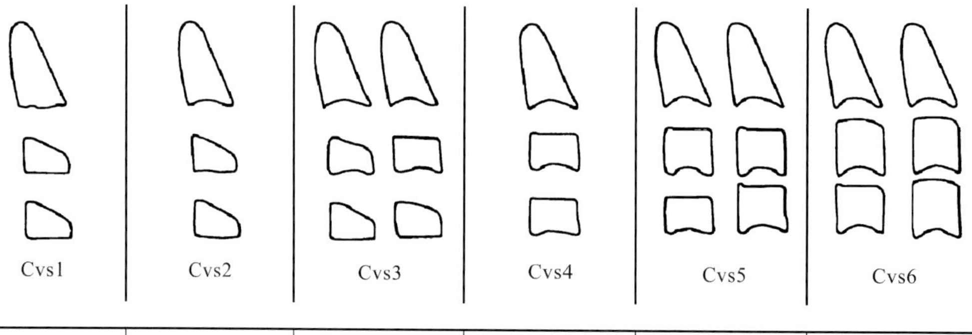

Cvs1	Cvs2	Cvs3	Cvs4	Cvs5	Cvs6
第2～4节颈椎椎体下边缘平坦	第2节颈椎椎体下边缘略凹陷	第2、3节颈椎椎体下边缘凹陷	第2～4节颈椎椎体下边缘凹陷	第2～4节颈椎椎体下边缘凹陷	第2～4节颈椎椎体下边缘凹陷
第3、4节椎体呈锥形	第3、4节椎体呈锥形	第3、4节椎体呈锥形或水平向呈长方形	第3、4节椎体水平向呈长方形	第3、4节椎体至少有一个呈正方形	第3、4节椎体至少有一个垂直向呈长方形
生长发育高峰最快在此2年后出现	生长发育高峰在此1年后出现	此阶段出现生长发育高峰	生长发育高峰在此阶段结束或在此阶段前的1年内已结束	生长发育高峰在此阶段1年前结束	生长发育高峰至少在此阶段2年前结束

图2-1-5　X线颈椎片判断标准

儿童早期
生长干预

三、儿童早期生长干预

(一)早期生长干预的意义和优势

(1)更好地利用生长潜力。早期矫治可以利用患者生长发育的潜力,通过改变神经肌活动,为颅面骨和牙殆发育提供有利的环境,从而改善上、下颌骨的形态关系,纠正骨性发育异常,引导生长方向改变。例如,由于下颌发育过度或上颌发育不足的安氏Ⅲ类病例,可在早期矫治过程中促进上颌骨发育,限制下颌进一步增量。

(2)更多的矫治选择。因为早期矫治阶段患者的年龄较小,有利于引导牙齿萌出方向,且患者颌骨仍有生长潜力。尤其在此时期,发育异常仍处于发展阶段,使医师有更多机会选择不同的矫治方案。

(3)更易监控不良习惯。早期,医师更易监控儿童严重的不良口腔习惯,因而可以有效减少牙列、牙周组织的损伤,降低后期治疗难度。

(4)降低拔牙的可能性。在早期矫治过程中,针对拥挤病例,有较多其他方式可以重获间隙,因而在后期的矫治中不再需要额外拔牙以提供间隙,减少二期矫治的治疗时间、难度,或降低其必要性。

(5)更稳定的治疗效果。早期矫治多开始于建殆阶段,这可以为牙列的形成提供良好的发育环境。早期矫治引导牙正常萌出可实现多数牙的移动,使整个牙列更容易适应所在的位置,从而降低矫治后的复发率。

(6)更好的患者依从性。相比青少年后期的患者,7~11岁儿童的依从性更好,而成年患者常会因为社会因素而无法按时复诊。

(二)序列拔牙

序列拔牙是指在乳恒牙替换期间,发生暂时性牙列拥挤,通过拔除少量牙齿,增大牙弓长度,使牙量与骨量达到基本协调,避免错殆畸形发生的方法。在决定是否采用序列拔牙方案时,需分析下颌切牙与颌骨及软组织的相对关系。对于间隙分析诊断为严重牙列拥挤的混合牙列期患者,序列拔牙法可早期解除牙列拥挤。通常在侧切牙萌出时开始采用序列拔牙,其适应证还包括:①个别下颌切牙唇侧出现牙龈退缩或牙槽骨吸收;②下颌乳尖牙早失使中线不调;③上颌中切牙近远中径大于10mm。序列拔牙不适用于严重骨性不调和双牙弓前突的患者。对于牙列严重拥挤且上颌牙弓狭窄患者,可联合使用序列拔牙与上颌扩弓。

如图2-1-6所示,序列拔牙第一期拔除乳尖牙,适用于当侧切牙萌出时受到乳尖牙妨碍而产生严重扭转错位的情况。第二期拔除第一乳磨牙,适用于拔除乳尖牙6~12个月后,通过拔除第一乳磨牙让第一前磨牙尽早萌出。第三期拔除第一前磨牙,使尖牙萌出到第一前磨牙的位置。

由于序列拔牙法需要持续数年,并且常需要结合恒牙列期的矫治,因此很多学者不主张使用序列拔牙法矫治牙列拥挤,而提倡在恒牙列早期进行一次性矫治。

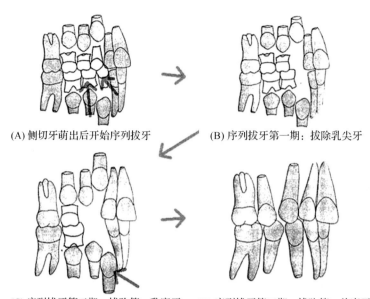

(A) 侧切牙萌出后开始序列拔牙　　　(B) 序列拔牙第一期：拔除乳尖牙

(C) 序列拔牙第二期：拔除第一乳磨牙　　(D) 序列拔牙第三期：拔除第一前磨牙

图 2-1-6　序列拔牙流程

(三)上颌扩弓

美国密歇根大学生长发育中心研究人员的研究显示,如果替牙期患者的上颌牙弓宽度小于 31mm,牙弓宽度很难仅依靠生长发育达到正常值,因此上颌扩弓十分必要(图 2-1-7)。选择上颌扩弓时机时,应考虑年龄,并结合骨龄。一般而言,上颌牙弓扩展的骨效应与年龄呈反比。随着年龄的增长,腭中缝的形态越来越复杂,骨化程度增大,扩展腭中缝难度增加。有学者将接受 Hass 扩弓装置进行扩弓矫治的患者按照改良颈椎分析法分为早期扩弓组(Cvs1～Cvs3,即在生长发育高峰前,平均年龄 11 岁)和晚期扩弓组(Cvs4～Cvs6,即在生长发育高峰后,平均年龄 13 岁 7 个月),将每组扩弓治疗的短期、长期效果分别与对照组对比,结果显示,早期扩弓组的上颌骨骨性改变更为显著,且差异有统计学意义。晚期扩弓的长期效果主要表现在牙性改变上。

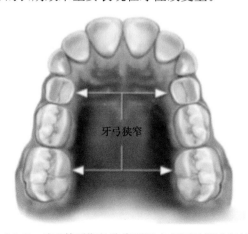

牙弓狭窄

图 2-1-7　对于替牙期的狭窄牙弓有必要早期进行扩弓

(四)上颌前牵

对于上颌发育不足所致的Ⅲ类错𬌗畸形,在适当的发育时机采用上颌前方牵引矫治,可使一部分患者避免成人后进行正颌手术。前方牵引适用于上颌骨发育不足的低角患者,在生长发育迸发期前治疗效果较好,以8～11岁最佳。年龄越大,牙齿变化越多,颌骨变化少,矫形效果越差。如图2-1-8所示,上颌前方牵引纠正反𬌗的原理是:刺激上颌骨矢状与垂直向的生长,使下颌骨顺时针旋转、伸长上磨牙、唇倾上前牙、舌倾下前牙。临床上提倡在前方牵引前1周先快速扩弓打开腭中缝,因为上颌骨矢状向发育不足通常合并上牙弓宽度不足,且快速扩弓打开腭中缝可以活跃骨缝系统,有利于前方牵引对骨缝的作用。

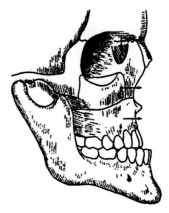

图2-1-8 上颌前牵的作用原理

(五)口呼吸的干预

呼吸方式分为经鼻呼吸、经口呼吸、口鼻腔共同呼吸3种。正常情况下采用经鼻呼吸方式,气流通过鼻腔、上气道(鼻咽、口咽、喉咽)进入气管、支气管,最终到达肺泡进行气体交换。上气道是一软性管道结构,周围组织包括软腭、舌、舌骨以及腺样体、扁桃体。上气道周围组织的大小、形态和位置均可影响上气道通气功能。经鼻呼吸时,舌头放置在上腭,给上牙弓内部一个支撑,以对抗颊肌等向内的力量,从而促进上颌骨正常的生长发育。同时,鼻腔内的结构可以净化空气。这样,进入鼻咽、口咽、喉部的空气不会对腺样体和扁桃体中的淋巴组织产生严重影响,而这些淋巴组织是阻止空气中有害颗粒进入肺部的最后屏障。除了清除空气中的有害颗粒外,经鼻呼吸还可刺激鼻内产生相关气体和物质,从而促进空气顺利进入肺部,防止发生呼吸系统感染。

当上气道发生阻塞,气流无法顺畅到达下气道时,人体将张口呼吸,以获得足够通气量。经口呼吸主要分为两种:①生理性口呼吸,仅出现于说话、运动等时,持续时间短,不易对儿童生长发育造成影响;②病理性口呼吸,腺样体或扁桃体肥大、过敏性鼻炎、鼻甲肥大等鼻咽部疾病可导致上气道狭窄,阻力增大,气流不经鼻腔而转变为经由口腔入肺,持续时间较长,形成反射性口呼吸,从而影响儿童颅颌面生长发育及全身健康。口呼吸会让空气直接进入腺样体和扁桃体所在的喉部,由于通过口腔进入体内的空气未经鼻腔净化,腺样体和扁桃体中的淋巴组织就成了阻挡空气中有害颗粒的第一道防御屏障。长期刺激下,淋巴组织过度生长,占据喉部空间,使得患者更加难以通过鼻呼吸,长此以往就容易养成用口呼吸的习惯。腺样体和(或)扁桃体肥大导致的病理性口呼吸往往是儿童阻塞性睡眠呼吸暂停低通气综合征的病因,可能导致颅颌面畸形等后果。口呼吸时,为了使气流顺利进入气道,下颌会下降,舌放置在口底,双颊肌肉向内的作用力增加,将上颌向内推。由此,上颌骨的生长发育受到负面影响,导致上颌腭盖高拱、狭窄。

人体平均每天吞咽1600～2400次。口呼吸患者每次吞咽时,舌头处于一个离开上腭的低位,舌尖放置在上、下前牙之间,促使患者前牙唇倾、开唇露齿和开𬌗。开𬌗患者闭口时,上、下前牙不接触,因此所有这些功能障碍(口呼吸、不正确的舌体位置、张开的嘴和异常的吞咽功能）都将持续地影响患者上下颌骨的生长发育。随着时间的推移，可容纳牙齿的空间越来越小，导致牙齿排列不齐。因此，在鼻呼吸时，应保持嘴巴紧闭、上下唇贴合，这有助于上下颌骨更好地生长发育。

在生长发育时期，儿童形成口呼吸习惯会影响口颌系统，使口颌系统在异常肌力作用下发生适应性改建。其影响主要包括3个方面：①软组织。出现唇肌松弛、开唇露齿、唇外翻、唇短而厚、小鼻和鼻根内陷、鼻翼萎缩等，如图2-1-9所示，这也是口呼吸患者最常见的外貌特征。②牙列。出现牙列拥挤、腭盖高拱、上牙弓狭窄等。③颌骨。根据上气道阻塞位点不同，可表现出两种颌骨畸形：一种为凸面型（主要是腺样体肥大导致上气道高位阻塞，即上气道鼻咽腔段阻塞）。口呼吸患儿颞下颌关节及其周围神经肌肉组织适应性改建，

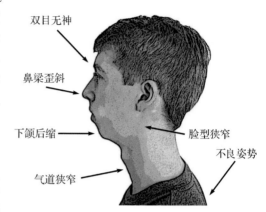

图2-1-9　口呼吸患者的典型面部特征

导致下颌顺时针旋转，造成开唇露齿、腭盖高拱、上切牙唇倾、下颌后缩的骨性Ⅱ类错𬌗畸形。另一种为凹面型（主要是扁桃体肥大导致上气道低位阻塞，即上气道口咽腔段阻塞）。扁桃体肥大患儿长期前伸下颌以打开口咽气道，造成前牙反𬌗、后牙反𬌗、面下1/3高度增加、上切牙唇倾、下切牙舌倾的骨性Ⅲ类错𬌗畸形。此外，口呼吸、上气道阻塞患儿夜间睡眠时还多有打鼾、多汗、惊厥、多梦、遗尿、特异睡姿等症状，并可引起儿童认知和心理行为障碍，从而影响全身生长发育。

口呼吸患儿的诊断，首先要排除是否有阻塞性睡眠呼吸暂停综合征（obstructive sleep apnea-hypopnea syndrome，OSAHS）。国内的儿童OSAHS诊断标准为：用多导睡眠监测仪（图2-1-10A）监测每夜睡眠过程中阻塞性呼吸暂停指数＞5次/h，最低动脉血氧饱和度＜0.92，满足以上两条即可诊断为儿童OSAHS。其次，通过病史询问及临床检查做出诊断。儿童OSAHS的症状包括口呼吸、睡眠姿势改变（卧睡、跪睡）、打鼾、睡眠呼吸暂停、尿床、日间注意力分散、学习困难等。临床检查发现腭盖高拱，下颌后缩、高角，颈部前伸的头姿势位等。X线头颅侧位片上可见增大的腺样体或扁桃体，结合电子鼻咽镜检查等。上述检查手段能初步确定上气道阻塞位点或阻塞原因，辅助诊断儿童呼吸睡眠功能障碍。

明确口呼吸儿童的病因后，可根据不同病因制定个性化、序列化的治疗方案。口呼吸患儿的儿童期最佳矫治时间为3～5岁，青少年期最佳矫正时间为10～12岁，即生长发育高峰期前1～2年。多学科联合诊治流程为：首先解除气道阻塞，纠正口呼吸不良习惯，应用药物保守治疗；行腺样体、扁桃体摘除术，解除气道阻塞；通过戴口罩法、口唇贴法、前庭盾法、MRC肌功能矫治器（图2-1-10B）纠正口呼吸不良习惯；随后矫治牙𬌗颌面畸形，常用治疗手段包括上颌扩弓和前导下颌。已有研究表明，对上牙弓狭窄患者进行上颌快速扩弓，可使鼻腔容积、鼻咽和腭咽容积明显增大；对于下颌后缩患者，可应用下颌前移矫治器，扩大腭咽、舌咽及喉咽。同时配合肌功能训练（唇舌肌训练、呼吸训练、肩颈训练等），营造平衡的口颌面部肌群功能，使矫治后效果保持稳定，防止复发，营造健康

的儿童生长发育环境。

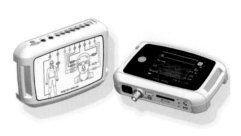

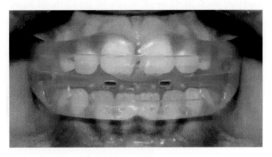

(A) 多导睡眠监测仪 　　　　　　　　　(B) MRC肌功能矫治器治疗

图 2-1-10　口呼吸患者的诊断与治疗

第二节　头影测量

一、头影测量的发展历史、用途和内容

头影测量的发展
历史、用途和内容

口腔正畸学是对人类头面部美学的研究，是艺术与科学的结合。虽然面部美学是一个偏主观的抽象概念，但研究者们一直尝试使用科学的方法归纳出人面部可量化的客观标准，如中国古代提出人面部"三庭五眼"评价方法，古希腊人提出人面部对称、和谐等基本概念等。口腔正畸学中的头影测量即是一种对人颅面部形态结构进行客观量化的研究方式。

(一)头影测量的发展历史

在头影测量诞生之前，人们曾使用不同的方法对人颅面部形态进行量化描述。因为面部软组织的活动度及表面毛发会增加测量的难度和误差，测量对象就限定于骨性结构，比如测量颅骨形态的颅骨测量术。很显然，这种方法并不适合广泛地运用，单说测量样本的获取、运输和存放就非常困难。一个理想的测量方法，一般需要满足三个基本要素：样本标准化、过程简单化、结果可重复。因此，直到 X 线广泛且廉价地应用于医学诊断分析之后，才诞生了针对口腔正畸学的头影测量。

首次拍摄头颅 X 线片的技术(teleroentgenographic)由 Pacini 于 1922 年提出。当时 X 线球管能量低、曝光时间长，拍摄时常因为患者头部移动而造成 X 线片模糊。直到 1931 年，更高能量的 X 线机诞生之后，由美国人 Broadbent 和德国人 Hofrath 分别同时提出头影测量技术并应用于正畸临床。Broadbent 在拍摄头颅 X 线片时，使用了头颅定位架(cephalometer，图 2-2-1)对测量对象的定位进行标准化，排除了因头位不正造成的误差。通过定头位、定距离、定方向，拍摄出可重复对比的头颅 X 线片。由此，以头颅 X 线片为对象进行的标准、简单而且可重复的测量方法——头影测量技术，便广泛地应用于正畸学、人类学、法医学、考古学等对人颅面部的形态的研究之中。

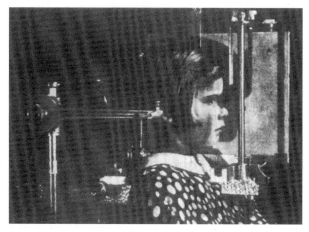

图 2-2-1　Broadbent 发明的头颅定位架

早期产生 X 线的设备十分简单，导致头颅 X 线片的分辨率低、形变率大，严重制约了头影测量技术的发展。随着 20 世纪中期电磁学的发展，X 线发生器输出功率和效率的大幅度提升，头颅 X 线片质量得到明显的改善。各种头影测量分析方法也相继出现，如经典的 Downs 分析方法（1948 年）、Steiner 分析方法（1954 年）均诞生于这个时期。在我国，1964 年由傅民魁首先完成正常𬌗中国人的 X 线头影测量研究。时至今日，在电子计算机、数字化影像、人工智能等技术的辅助下，头影测量技术越来越方便、快捷和准确。

（二）头影测量的用途

因为颅面结构是三维的，而 X 线片是二维的，所以传统的 X 线片需要多角度拍摄来获取更多的信息。通常头颅 X 线片会分别从矢状面、冠状面、水平面进行拍摄，也就产生了临床上使用的头颅侧位片、头颅后前位片以及颏顶位片。头影测量主要利用上述三张 X 线片对颅面部软硬组织的形态结构进行分析。近年来，基于锥体束计算机断层扫描（cone beam computed tomography，CBCT）所提供的高分辨率三维影像的测量，以及基于面部软组织扫描三维重建后的测量，也为头影测量提供了新的方法和思路。

头影测量在口腔正畸学上的用途十分广泛，简单可以概括为三个方向：①对形态的描述。通过 X 线头影测量对颅面畸形个体进行测量分析，得出畸形的机制、性质和部位。如患者是上颌前突还是下颌后缩，是骨性前突还是牙性前突。②对差异的描述。将 X 线头影测量结果与正常人 X 线头影测量均值进行比较，可确定差异的大小、方向和角度。如在正畸正颌联合治疗中，模拟患者颌位和牙位的理想位置。③对变化的描述。通过将同一个体的不同阶段、不同状态的头颅 X 线片进行纵向、横向比较，可以研究同一解剖结构的形态、位置变化，如颅面部生长发育的预测、矫正过程中及矫正后牙颌、颅面部形态结构的变化，以及下颌运动、息止𬌗间隙的功能分析等。

（三）头影测量的内容

临床中对头颅侧位片的测量分析最为常用,本文中所描述的头影测量也以头颅侧位片为例。我们在对头颅侧位片进行分析时,分析的是其中关键的解剖标志点。这些关键点一般都位于颅面部一些特殊或重要的位置,所以头影测量第一步是需要对关键解剖结构进行描迹,再依据描迹线进行关键点定点。完成描迹及定点之后,接下来主要有两种分析思路:一种思路以形态比较为主,比较测量样本和正常样本形态上的差异,比如Moorrees网格分析法;另一种思路以数值比较为主,比较测量值和正常值在数值上的差异,比如Wylie分析方法。前者比较形象,后者比较客观。目前,以数值比较为主的头影测量在临床中使用较多,为主流趋势。

虽然头影测量方法众多,但其内容主要涵盖以下5个方面:上颌分析、下颌分析、牙列分析、软组织分析和其他分析。作为颅面中的一个三维结构,上颌分析主要描述上颌的长度、宽度和高度,以确定其体积信息;同时还需要描述上颌左右是否对称、上颌突度、上颌的旋转等位置信息。下颌的测量与上颌类似,主要描述下颌的长度、宽度和高度等体积信息,以及下颌左右是否对称、下颌突度、下颌的旋转等位置信息。其中,下颌旋转又细分为下颌总旋转、下颌基质旋转和下颌基质内旋转。在牙列分析中,主要需要测量上切牙倾斜度、上切牙突度、上牙列位置、下切牙倾斜度、下切牙突度、下牙列位置和𬌗平面旋转。软组织分析包括常见的面部软组织分析和对气道软组织的分析。X线头影测量技术还可以用于下颌功能运动的研究,舌位、气道及发音时的腭功能分析,以及下颌运动时髁突、颌位等运动轨迹的功能研究。

以数值表达为主的头影测量,是依据头颅侧位片的牙颌、颅面各标志点之间所产生的角度、距离、弧度进行的测量,以及依据上述结果衍生的比例计算和数值计算,其中涉及的两个最基本的要素是测量对象和测量参照。测量对象主要指头颅侧位片中的各类标志点,根据其来源又可以分为直接测量和间接测量两种。例如表示上颌突度,可以使用上牙槽座点(A点)来做直接测量,也可以使用A点在功能𬌗平面上的投影点(AO点)来做间接测量;表示下颌髁突的位置,可以使用髁顶点(Co点)来做直接测量,也可以使用临近的关节点(Ar点)来做间接测量;作为上颌磨牙的参考点,可以使用翼点(Pt点)来做直接测量,也可以使用翼点(Pt点)、颏顶点(Gn点)、鼻根点(N点)、颅底点(Ba点)四点相交形成的颅中心点(CC点)来做间接测量。测量参照主要指测量时认为相对稳定的参考平面,根据其来源又可以分为颅底平面和非颅底平面。颅底平面主要由颅底坐标点构成,包括眶耳平面(FH平面)、前颅底平面(SN平面)、后颅底平面(S-Ba平面)、颅底平面(N-Ba平面)和Bolton平面共5个平面。非颅底平面作为颅底平面的补充,数量更多,如腭平面(PP平面)、解剖𬌗平面(OP平面)、下颌平面(MP平面)、后鼻上颌平面(PM平面)等。

二、头影定点的分类、误差来源及其减小方法

头影定点的分类、
误差来源及其减小方法

在头影测量中,解剖标志点的定位准确是保证测量结果可靠的

最基本要求。定点时"失之毫厘"，测量结果就会"谬以千里"。初学者在学习头影测量定点时，需要能够回答三个问题：①这是什么标志点？②这个标志点是通过什么方法产生的？③这个标志点的标准位置在哪里？

（一）头影定点的分类

头影测量的关键点一般都位于颅面部最凸、最凹、最前、最后、最上、最下这样的特殊位置。在对头颅侧位片定点之前，首先要确定自然头位，否则所有点的定位都可能发生偏差。自然头位可以使用直接法确定，如镜法、液面法等，也可以使用间接法确定，如照片法、评价法等。

头颅侧位片中的关键点，按其所属的解剖部位，可分为颅底坐标点、上颌坐标点、下颌坐标点、牙和牙槽部坐标点以及软组织坐标点这五大类。按照是否位于正中矢状面，可分为矢状面坐标点和双侧坐标点。按照标志点生成的方法，可分为解剖标志点（产生在特定的解剖结构上，不随头部的位置变化而变化）、衍生交汇点（将两个或两个以上的解剖标志点连接，位于其中点、交点、垂点等位置）和方向依赖点（位于解剖结构的边缘，随头部的倾斜位置变化而变化）。

（二）头影定点的误差来源

头影测量中产生定点误差的原因可以归纳为四类：①测量方法造成的误差，如拍摄时头部位置没有放在自然头位。②测量装置造成的误差，如头颅侧位片成像质量不佳，分辨率低。③测量环境造成的误差，如头颅侧位片成像时受外界干扰产生扭曲。④测量人员造成的误差，如头颅侧位片定点中的偶然误差。

现在大多数头颅侧位片使用的是数字化影像，按1∶1大小打印成胶片。数字化影像中每一像素点的大小相当于胶片中一根头发丝的粗细。因为肉眼的感官鉴别能力有限，所以正畸医生在头影测量定点时无法做到每次定点都点在同一个像素点上。获得完全一致的头影测量结果的概率随头影测量中使用的解剖标志点数量的增加呈指数级减小。虽然头影测量数值不完全相同，但最终指向的诊断却是一样的，这就是头影测量和头影分析的差别。

（三）减小头影定点误差的方法

头影测量中的定点误差无法消除，只能尽量减小。最直接的方法是提升拍片的方法、环境和器械这些硬件条件。在硬件条件无法提升的情况下，就需要依靠正畸医生的定点经验、技巧和熟练程度。下面就介绍几种减小定点误差的方法。

1.利用坐标点之间的固有关系

头影测量中每个坐标点都有其对应的解剖结构，依据颅面部解剖结构就能推导出坐标点之间的关系。比如耳点（Po点）代表的是外耳道的上缘，其高度比髁突最高点通常要高1mm；翼下颌裂点（Ptm点）代表的是上颌骨的后缘，往下方延伸就到达后鼻棘点（PNS点）等。这样就能够避免一些明显不符合解剖关系的定点误差。

2.尽量产生不影响测量结果的误差

定点的目的是后续的测量，如果对最终测量值影响较小，那略微的定点误差也是可以接受的。例如,眶点(Or 点)的主要作用是构成眶耳平面,如果眶点(Or 点)的定点误差主要在垂直方向,很显然会对眶耳平面的倾斜度的测量值造成影响,从而影响所有以眶耳平面为参考平面的头影测量项目;但如果眶点(Or 点)的误差主要是在水平方向,其对眶耳平面的倾斜度测量值的影响就明显减小。

3. 尽量延长测量线段的长度

作为线段的端点,同样的定点误差,对 1cm 线段的影响就远大于对 10cm 的线段的影响。因此,头影测量选择项目时尽量选择较长的线段,能够明显减少定点误差造成的测量结果改变。

4. 利用衍生点的"对冲"效应

这里我们用 Ricketts 分析里的颅中心点(CC 点)举例说明如下:按照定义,CC 点是利用 N-Ba 线段和 Pt-Gn 线段的交点来作为颅部中心的参考点。上述标志点在单独定点时肯定存在误差,但四个点同时发生影响 CC 点位置的误差概率极小。Ricketts 通过这个巧妙的设计,将单独定点时的误差相互"对冲"了,再加上 N-Ba 线段和 Pt-Gn 线段都是长线段,因此 CC 点的定点误差相对其他标志点来说就非常小。

5. 使用大数据结合人工智能自动定点的方法

随着人工智能的发展,已有算法可以进行比较精确的头颅侧位片自动定点。这是利用大量的已知定点的头颅侧位片去训练软件进行不断的优化,最终达到完全自动识别,这也将是未来头影测量发展的方向。

三、头影测量分析的方法、目标和难点

头影测量分析的
方法、目标和难点

头影测量分析虽然方法众多,但主要涵盖下面五个方面:上颌分析、下颌分析、牙列分析、软组织分析和其他分析。在头颅侧位片中,上颌分析和下颌分析又可以合并成矢状向分析和垂直向分析。目前常用的头影测量分析方法中,并非五个方面全部都包含,而是各有侧重。正畸医生需要熟悉和掌握每种测量项目的测量目的,以便根据自己的需要选择合适的头影测量分析方法。

(一)头影分析的方法

我们以最常用的头影测量北医分析法为例(表 2-2-1),可以看出北医分析法的基本思路。北医分析法一共 16 项,第 1 项到第 5 项,共 5 个测量值,描述的都是矢状向分析内容;第 6 项到第 11 项加第 14 项,共 7 个测量值,描述的都是牙列分析的内容;第 12、13 项和第 15 项,共 3 个测量值,描述的都是垂直向分析的内容;最后一项,测量的是骨性颏部的突度,也能间接反映软组织颏部的形态,因此可以近似属于软组织分析的内容。北医分析法在有限的测量项目上,涵盖尽可能多的分析方向。同时,某些项目对同一测量对象还使用了不同参考平面相互佐证,如反映下颌平面倾斜程度的就有基于前颅底平面(SN 平面)的 MP-SN 角度,以及基于眶耳平面(FH 平面)的 FMA 角度。因此,北医分析法成为广大正畸医生常用的头影测量分析项目之一。

表 2-2-1　头影测量北医分析法

项目	测量对象	测量参照	测量目的
SNA(°)	A 点	SN 平面	上颌突度
SNB(°)	B 点	SN 平面	下颌突度
ANB(°)	A 点、B 点	相互参照	上下颌相对突度
NP-FH(°)	Pog 点	FH 平面	下颌突度
NA-PA(°)	A 点	NP 平面	上颌突度
U1-NA(mm)	U1 点	NA 平面	上切牙突度
U1-NA(°)	U1 点	NA 平面	上切牙唇倾度
L1-NB(mm)	L1 点	NB 平面	下切牙突度
L1-NB(°)	L1 点	NB 平面	下切牙唇倾度
U1-L1(°)	U1 点、L1 点	相互参照	上下切牙相对唇倾度
U1-SN(°)	U1 点	SN 平面	上切牙唇倾度
MP-SN(°)	MP 平面	SN 平面	下颌体部旋转
FH-MP(°)	MP 平面	FH 平面	下颌体部旋转
L1-MP(°)	L1 点	MP 平面	下切牙唇倾度
Y-axis(°)	Y 轴	FH 平面	下颌总体旋转
Pog-NB(mm)	Pog 点	NB 平面	颏部突度

（二）头影分析的主要目标

随着计算机技术的发展，现在的头颅侧位片很少有医生再用纸笔尺规去测量，而大多是利用软件进行选点后，由计算机自动生成测量报告。现在也有基于人工智能自动定点的头影测量分析软件，导入侧位片后就能够自动测量生成报告，整个测量过程就更为简便。于是就有正畸医生认为头影分析不再重要了，其实恰恰相反，正是头影测量环节变得简单，头影分析才显得更加重要。无论是使用人工方法还是计算机技术，头影测量的结果只是一串表示距离、角度、比例的数字。与所有的测量一样，单纯的数字罗列是没有意义的，测量值必须和标准值进行比较才能体现意义。同样，测量数值是测量的生物学意义（真实性）和测量技术（可靠性）的结合。如何从这堆数字之中推断出颌骨、牙齿和面型的位置关系，评估其和标准正常位置的差异，并预判出其矫正后的变化情况，才是头影分析的主要目标。

（三）头影分析的难点和解决思路

很多正畸医生在获得头颅侧位片的各项测量值后，会发现有些时候头影分析的结果与临床判断并不相符，甚至会有自相矛盾的诊断。如何正确解读头影测量的数值，是头影分析的难点所在。

我们以图 2-2-2 中的侧位片为例,计算机已经将北医分析法的测量值和诊断分析分别列出,图中数值之后的红色星号提示测量值大于两倍标准差,蓝色星号提示测量值小于两倍标准差。在矢状向分析上,共 5 项测量值,均在正常参考值之内,测量报告认定为正常。在垂直向分析上,共 3 项测量值,测量报告提示该患者是低角病例,但下颌生长发育方向正常。在牙列分析上,共 7 项测量值,测量报告提示该患者上下切牙均为舌倾的状态。其中,反映下切牙倾斜度的项目 L1-NB 角度结果偏小,而同为反映下切牙倾斜度的项目 L1-MP 角度却是正常,两者出现了矛盾的结果。通过分析可知,这是因为患者是低角病例,所以此时以 MP 平面为参考就会产生误判。另外,反映骨性颏部突度的测量项目可以间接看出颏部软组织的状态,提示下颌颏部发育略前突。

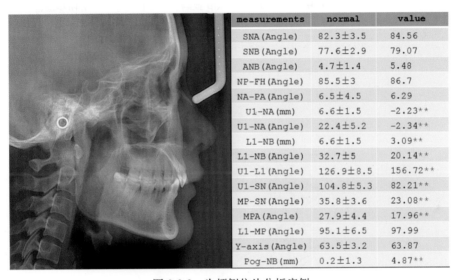

measurements	normal	value
SNA(Angle)	82.3±3.5	84.56
SNB(Angle)	77.6±2.9	79.07
ANB(Angle)	4.7±1.4	5.48
NP-FH(Angle)	85.5±3	86.7
NA-PA(Angle)	6.5±4.5	6.29
U1-NA(mm)	6.6±1.5	-2.23**
U1-NA(Angle)	22.4±5.2	-2.34**
L1-NB(mm)	6.6±1.5	3.09**
L1-NB(Angle)	32.7±5	20.14**
U1-L1(Angle)	126.9±8.5	156.72**
U1-SN(Angle)	104.8±5.3	82.21**
MP-SN(Angle)	35.8±3.6	23.08**
MPA(Angle)	27.9±4.4	17.96**
L1-MP(Angle)	95.1±6.5	97.99
Y-axis(Angle)	63.5±3.2	63.87
Pog-NB(mm)	0.2±1.3	4.87**

图 2-2-2 头颅侧位片分析病例

总结上述分析结果,测量报告对于垂直向、牙列、软组织的诊断都符合临床表现,但在矢状向分析上,这个明显骨性Ⅱ类的病例,测量得到的报告却反映正常,出现了一个假阴性的结果。对于任何一种测量来说,有假阴性的结果也同样会出现假阳性的结果,分析原因有以下几种可能:

(1)坐标点定点发生误差。这部分内容我们在前面已经讲过原因和解决的几种方法,这里不再赘述。

(2)参考平面的影响。目前绝大多数头影测量方法采用的主要参考平面是眶耳平面(FH 平面)或者前颅底平面(SN 平面),两者各有优缺点。FH 平面的优势是与自然头位几乎平行,符合临床使用的习惯,且平面长度较长,相对稳定;劣势是坐标点定位不准确,并且都是双侧坐标点,有较大的定点误差。再观 SN 平面,优势是坐标点都位于正中矢状面,定位相对简单,误差较小;劣势是长度相对较短,且前颅底平面倾斜度变异较大。所以在两种参考平面的选择上,仍然是仁者见仁、智者见智。有的头影测量分析方法在一些关键项目上采用了双参考平面的方法进行多方比较。

（3）参考值范围不精确。目前，头影测量正常参考值是根据大多数正常人群测量值的平均值获得，这就造成参考范围偏大，假阴性的概率增高。正常值范围最好是能够和个体的其他指标相互关联、与自身作比较，所以头影测量中更多地使用角度、比例的测量，而不建议单单使用距离测量。

（4）鼻根点（N点）的偏移。鼻根点（N点）作为矢状向分析中的一个关键点，它的位置会受到鼻骨、额骨、额窦等结构生长发育的影响，因此鼻根点的实际位置其实并不完全代表前颅底平面的前端。鼻根点的偏移对所有以鼻根点为依据的颅面部矢状向测量项目造成了影响。初学者在做矢状向分析时，一定不能忽略鼻根点偏移对矢状向测量结果造成的影响。早在20世纪70年代，就有学者提出对鼻根点偏移的纠正方法。笔者也提出过利用额点（G点）、颅底点（Ba点）、Bolton点以及FH平面，构建一个等边三角形的参考框架，从而在矢状向分析中避开鼻根点的头影测量方法（图2-2-3）。

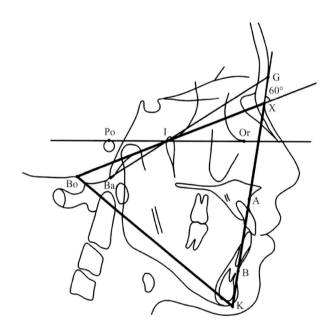

图 2-2-3　头影测量三角分析方法（矢状向部分）

Po：耳点，外耳道的最上点。Bo：Bolton点，枕骨髁突后切迹的最凹点。Ba：颅底点，枕骨大孔前缘之中点。Or：眶点，眶下缘的最低点。A：上牙槽座点，前鼻棘与上牙槽缘点间的骨部最凹点。B：下牙槽座点，下牙槽突缘点与颏前点间的骨部最凹点。G：额点，额最前点。I点：Ba-G连线和Po-Or连线的交点。X点：过G点与Bo-I射线成60°的直线和Bo-I射线的交点。K点：以Bo-X为底边的等边三角形在Bo-X直线下方的第三顶点。

综上所述，对头颅X线片的测量只是方法，而不是最终目的。头影测量的结果需要通过分析才能获得最终的诊断，用于指导临床。理想的头影测量方法要求坐标点清晰、参考平面稳定、以角度测量为主、以自身比例为参考，这样才能最大限度减小误差，提高诊断的准确性和精确性。

第三节 口腔正畸生物力学机制

一、正畸牙的控制性移动

如何实现牙齿
的控制性移动

(一)牙齿移动的生物学与生物力学机制

1. 牙齿移动的生物学基础

为什么牙齿在力的持续作用下会发生移动? 这是因为牙齿在矫治力作用下,牙周膜及牙槽骨受牵拉、压迫,分化出成骨细胞、破骨细胞,产生成骨和破骨活动,出现牙槽骨的改建,从而移动牙齿。因此,适宜的矫治力与具有理想的牙周膜及牙槽骨条件对正畸牙齿的有效移动非常重要。

2. 牙齿移动的生物力学机制

牙齿在力的持续作用下发生怎样的移动? 一般情况下,牙齿受到单一力作用会发生倾斜移动。我们希望牙齿往矫治目标位移动。临床上,大多数病例按照常规的施力方式与矫治流程就会获得理想的矫治效果,但是也有个别病例如果按照常规施力会导致不良的结果,如骨开窗、骨开裂、牙齿松动以及咬合关系不佳等,最终带来不理想的效果。因此,如何深入理解口腔正畸生物力学机制,根据不同的病例、不同的咬合关系以及牙周情况,采用不同的牙齿移动方式,让牙齿按照我们先前制定的目标位移动,减少各种副作用则显得很有意义。以下这个病例充分说明了口腔正畸医生掌握正畸牙齿移动生物力学机制的重要性(图 2-3-1 至图 2-3-16)。

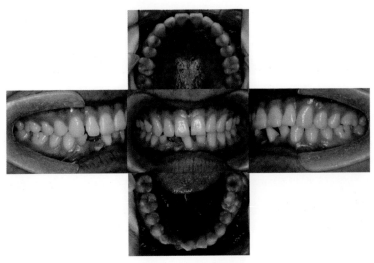

图 2-3-1 患者主诉:41、42、43 阻生要求矫治,磨牙关系为轻度Ⅲ类,前牙散在间隙

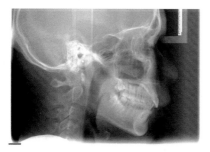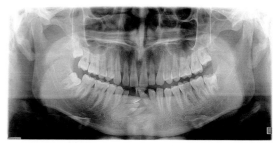

图 2-3-2　曲面断层片与头颅侧位片显示 41、42、43 阻生，42 最靠近牙龈

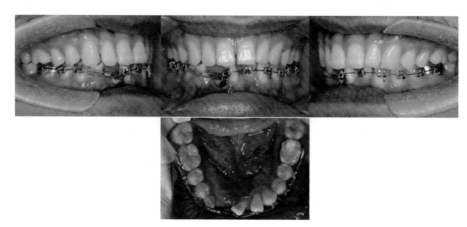

图 2-3-3　下颌戴上 MBT 直丝弓矫治器，先牵引 42，以消除对 41 和 43 的阻挡

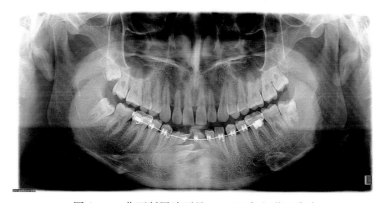

图 2-3-4　曲面断层片可见 42 已经发生明显移动

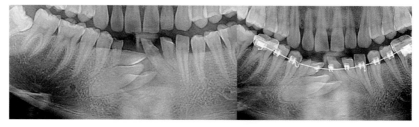

图 2-3-5　曲面断层片的对比，可见 42 已经发生明显移动，减少了对 43 与 41 的阻挡

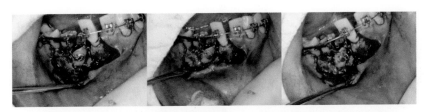

图 2-3-6　进行开窗助萌手术,在 41、42、43 冠唇侧分别粘上牵引装置

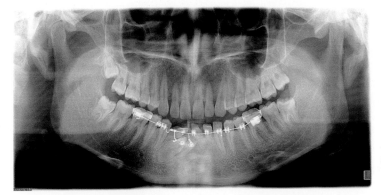

图 2-3-7　对 41 和 43 进行牵引,方向为𬌗向与远中

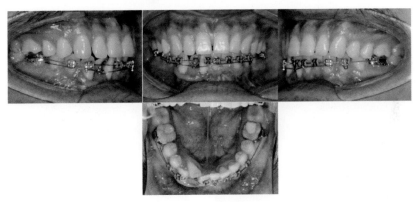

图 2-3-8　0.016 英寸不锈钢圆丝(SS)＋0.016 英寸镍钛圆丝(NiTi)对 42 进行根唇向的控制性移动,需要注意 42 的牙齿位置,特别是舌侧的牙龈与牙槽骨情况,此时,42 几乎是平躺着,可见舌侧基本上没有牙槽骨(注:1 英寸≈2.54cm)

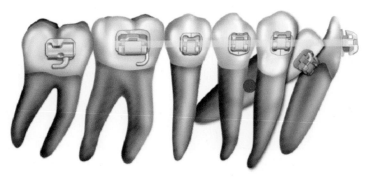

图 2-3-9　如果此时对下牙列进行简单的排齐整平,42 会如何移动

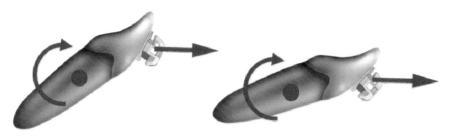

图 2-3-10　在排齐时 42 会出现冠唇向、根舌向的移动,有可能造成舌侧牙龈退缩,牙根在舌侧更加暴露,影响牙齿牢固度,甚至难以保留

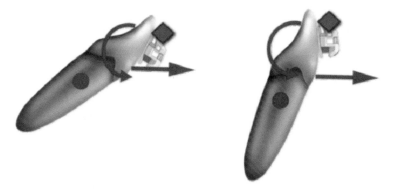

图 2-3-11　对 42 理想的移动方式是牙冠基本上不动,牙根朝唇向移动,必须进行精准的控制性移动,才能达到理想的根骨关系

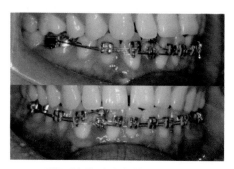
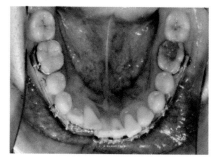

图 2-3-12　42 颈部舌侧扣改为托槽,0.016 英寸 SS＋0.016 英寸 NiTi 继续对 42 实施根唇向的控制性移动

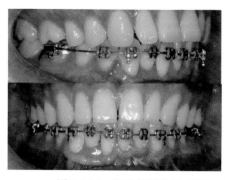
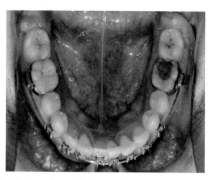

图 2-3-13　调整托槽位置,采用 NiTi 方丝对 42 加以排齐整平与控根

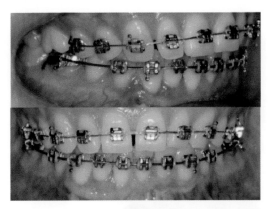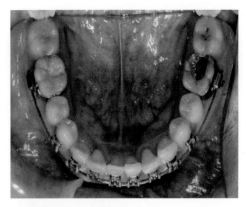

图 2-3-14　上颌配合治疗,安装矫治器,下颌换置 0.019 英寸×0.025 英寸 NiTi,继续 42 控根

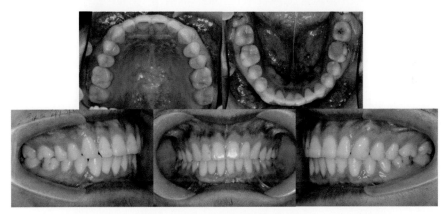

图 2-3-15　治疗结束时的口内照

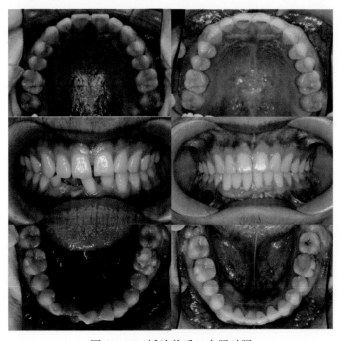

图 2-3-16　矫治前后口内照对照

二、口腔正畸的生物力学基本概念

口腔正畸的
生物力学基本概念

（一）阻抗中心与旋转中心

1.物体的阻抗中心

当力作用于一物体时，该物体周围约束其运动的阻力中心，称为阻抗中心。

牙齿阻抗中心的位置取决于牙槽嵴顶的高度和牙根的长度。正常牙齿的阻抗中心大致位于牙槽骨内牙根的中点偏牙槽嵴顶方向，归纳来看基本位于从牙槽嵴顶到根尖距离 23%～38%处。一般来说，对于单根牙，阻抗中心位于牙根颈 1/3 至 1/2 之间，对于多根牙来说，阻抗中心位于根分叉往根尖方向的 1～2mm（图2-3-17）。当牙根变短时，阻抗中心向冠方偏移；当牙槽骨吸收时，阻抗中心向根方偏移。在矫治过程中牙齿的阻抗中心并非总是一成不变的。了解阻抗中心的位置，对牙齿在正畸力作用下移动方式的理解很重要，如

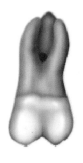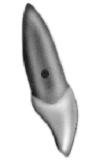

图 2-3-17　牙齿阻抗中心的位置

果正畸力正好通过牙齿的阻抗中心，牙齿会出现平移。牙齿的阻抗中心一般在牙齿的根部，但是我们给牙齿施力时一般加在牙齿冠部，远离阻抗中心。因此，正畸牙不易出现整体移动，而是以倾斜移动为主。

2.物体的旋转中心

物体在外力作用下发生转动时所围绕的中心称为旋转中心。通过控制力和力矩的大小与方向，可以将牙齿的旋转中心定位在任何需要的位点，实现不同类型的牙齿移动。如果我们在一颗牙的不同位置施加了几个力，此时我们没有办法明确它的旋转中心，在知道这颗牙的终末位置之前，最多只能判断出旋转中心的大概位置。有的时候牙齿的旋转中心可能不在牙齿上，可能偏离很远，这时旋转中心的位置是很难判断的。如图 2-3-18所示，我们可以判断第一个旋转中心是往根方移动了，因为冠部的位移比较大。第三组图的旋转中心是往冠方移动了，因为根部移动较大。只有当我们知道了牙齿移动之后的

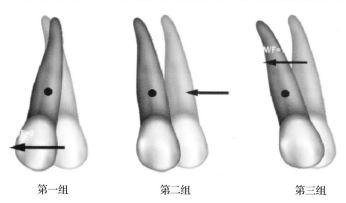

第一组　　　　　　第二组　　　　　　第三组

图 2-3-18　作用力与阻抗中心的相互关系影响旋转中心的位置（箭头表示作用力，点表示阻抗中心）

位置，才能确定旋转中心的大概位置。图 2-3-19 显示的是旋转中心的变化趋势。从最简单的通过阻抗中心的力开始，旋转中心在无限远，因为在其根方无限远处的力矩是无限大，对于这个力矩来说，这个力产生的平动基本可以忽略，物体产生无限接近于单纯旋转的运动，所以旋转中心就跟阻抗中心重合了。如果我们在其根方施力会怎么样呢？因为牙根位移大，旋转中心就会向冠方移动。

3. 阻抗中心与旋转中心比较

阻抗中心是相对固定的，在根 3/5 处，与牙根长度和牙槽骨有关，与力无关，而旋转中心依赖于抗力矩与力的比(M'/F)，随矫治力的改变而改变，两者不要混淆。

无限远
无限远

图 2-3-19　作用力位置方向、阻抗中心与旋转中心三者的关系

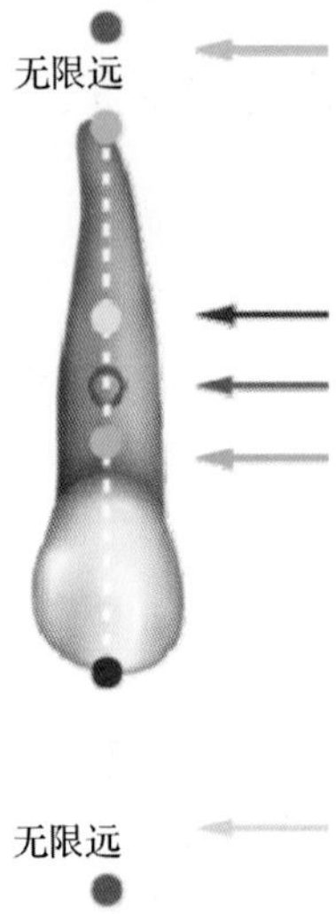

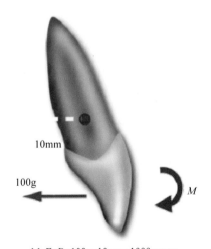

（二）力矩与抗力矩

为何牙齿在正畸力的作用下发生倾斜移动，而且随着作用线离开阻抗中心越远越容易产生倾斜和旋转，这跟力矩方向与大小有关。力矩是使物体转动时的力(F)和力臂(D)的乘积(图 2-3-20)，它使牙齿在力的作用下出现倾斜移动和旋转移动。

为了抵抗力矩 M(红色)产生的倾斜作用，我们可以考虑加一个与 M 方向相反的力矩 M'(黄色)，这种外加力矩，习惯称为抗力矩或阻力矩(图 2-3-21)。M 与 M' 的关系会影响牙齿的移动方式。

10mm
100g
M
M=F×D=100g×10mm=1000g·mm

图 2-3-20　力矩 M＝作用力 F(g)×力臂 D(mm)

100g
M
M'

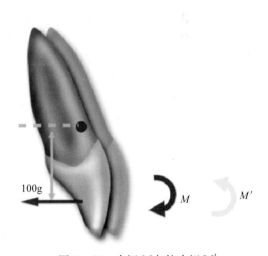

图 2-3-21　力矩 M 与抗力矩 M'

（三）力偶与力偶矩

力偶就是方向相反、大小相等，且不在同一条直线上的一对力。力偶产生的效果是

使物体发生单纯的旋转。方向盘转动是典型的力偶现象，只会出现旋转，而不会发生平移。

力偶矩等于其中一个力乘以力偶臂（$M_c = F \times D$），正畸中常见的力偶与力偶矩的运用如图 2-3-22 所示。

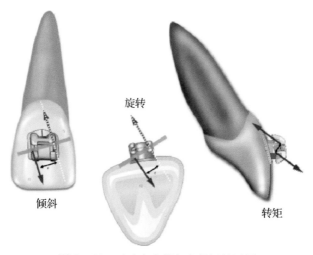

旋转

倾斜

转矩

图 2-3-22　正畸中力偶与力偶矩的运用

（四）静态力平衡系统

因为我们的牙齿并不是一个孤立的物体，它是在口腔中的，周围除了有牙周膜、牙槽骨，还有邻牙等限制了它的自由移动，在矫治器施力的瞬间整个体系不会发生运动，是静止的，或者说无限接近于静止状态，这就是静态系统，或者按照 Nanda 教授说的准静态系统。同时，研究外力作用于静态系统的学科就叫作静态力学。

静态系统和静态力学就构成了在分析正畸矫治器力学体系中常常会用到的一种分析方法——静态力平衡体系。它的基本原则就是，这个体系中所有的力的合力为零，所有力矩的合力矩也为零。

（五）单力偶矫治系统

有一类压低辅弓，当采用后牙入槽、前牙吊扎的方式时就形成了一个单力偶系统，应用于临床也称为单力偶矫治系统（one-couple orthodontic appliance systems），前牙受到一个压低力，后牙受到一个伸长力，同时后牙还受到一个顺时针的力矩。其中，还有几个隐藏的元素，如图 2-3-23 所示，对颊管上下壁的力偶产生了绿色这个力偶矩，红色这对力产生了 M_1 这个力矩。所以，从静态平衡体系去考虑，整个系统所有的力相加都是 0，而且力矩相加也是 0，也就是红色和绿色这两个力矩大小相等、方向相反，两个力偶矩是相等的，但由于前牙到后牙的距离要比颊面管长度要长很多，所以 F_1 就会比 F_2 小很多。这就是静态力平衡体系分析方法。单力偶系统中其实也可存在 2 个力偶。

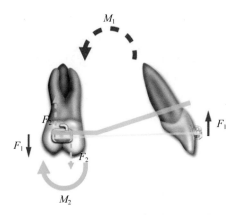

图 2-3-23　压低辅弓的单力偶矫治系统

(六)双力偶矫治系统

双力偶系统由两个单位组成,在力的作用下,两个单位不仅受到力的直接作用,而且还受到力偶作用,但在一些特定条件下,一个单位的力偶矩可能表现为零,或者两个单位的力偶矩均为零。

延伸到矫正体系中来,当把前后牙段弓丝都入槽的时候,就形成了双力偶矫治系统。双力偶矫治系统(two-couple orthodontic appliance systems)是指在一根连续弓丝的作用下,黏结有固定矫治器的两颗(或组)牙均弓丝入槽。其受力系统为两颗(或组)牙齿均受到力偶的作用,其方向或相同,或相反;而受力的情况就较为复杂。临床上根据需要可将弓丝上的"V"形曲进行近远中向位置的调整,或者将两个或多个"V"形曲进行组合加力。

三、牙齿移动的类型与力学分析

牙齿移动的
类型与力学分析

(一)M/F 比值

牙齿移动类型基本上可归纳为 5 种,即倾斜移动、转矩移动、整体移动、旋转移动和垂直移动。我们很想知道是什么因素决定了牙齿的移动类型? 了解清楚这些机制也就更好地对牙齿进行控制性移动。我们已经了解力矩(M)$=F\times D$、力的大小(F)、抗力矩(M')和抗力偶矩(M_c'),那么 M'/F 或 M_c'/F 比值就会影响牙齿移动方式,而不是 M/F 比值。在有些教科书中采用 M/F 比值来决定牙齿的移动方式,会令人费解,因为 $M=F\times D$,那么 $M/F=F\times D/F=D$,D 又是相对固定的,无法调整,而力的大小则变得不会影响 M/F 比值。其实,F 大小肯定会影响牙齿的移动方式。所以,采用 M'/F 比值比较好理解,即抗力矩或抗力偶矩与正畸力 F 的比值。当 $M=M'$ 时,牙齿只有平移,就是整体移动。

比如临床中最常用的用方丝进行内收上前牙时,由于内收力(F)远离阻抗中心而产生力矩($M=F\times D$),牙齿内收过程中出现冠舌向倾斜。为了防止冠舌倾,可以用方丝与槽沟去控制。如果要矫正这颗牙的转矩,我们需要将不锈钢方丝放入槽沟,由于方丝与槽沟壁的作用,产生了相应的力偶矩,此时的抗力矩(M')就是抗力偶矩(M_c'),以防止牙齿发生冠舌向移动。在这个力偶矩的作用下,我们就慢慢矫正了牙齿的转矩。理论上是这样,但是实际临床中由于弓丝与槽沟产生的抗力偶矩往往比较小,所以具体情况还需要具体分析。

有多种增加抗力矩和抗力偶矩的方法。增加抗力偶矩的方法有方弓丝与槽沟相互作用、前牙转矩辅弓、个别牙转矩簧、Power ridge,增加抗力矩的方法包括反 Spee 曲线弓丝、压低辅弓、口外力、种植支抗等。

(二)正畸牙齿移动类型与生物力学机制分析

上面已经介绍了如何提供抗力矩,那么现在需要思考的是怎么通过加入不同的抗力矩去控制牙齿的移动类型。比如这次假设外加的抗力矩是逆时针方向的 700g·mm,那么这颗牙冠受到的顺时针力矩就从 1000g·mm 变成了 300g·mm,在同样的平动过程中,这颗牙发生的倾斜程度就少了。由于这些相互变化的不同,产生牙齿的非控制性倾斜移动、控制性倾斜移动、整体移动和控根移动。

1. 倾斜移动

倾斜移动又分为非控制性倾斜移动和控制性倾斜移动。

(1)非控制性倾斜移动。当我们在牙冠靠切端部位施加一个力的时候,牙齿发生的是非控制性倾斜移动,因为其旋转趋势很大,牙冠和根尖的运动方向是相反的。这是临床中最容易达到的牙齿移动。

(2)控制性倾斜移动。当施加的力比较靠近阻力中心时,旋转趋势减小,这时发生移动的主要是牙冠,应力分布也以牙颈部最大,根尖部应力很小,可以有效保证牙根尖的完整性。

2. 整体移动

如果让正畸医生选择他们最想要的牙齿移动方式,我相信很多医生都会选择整体移动,这时牙齿只是发生了平动,并没有发生旋转,牙根的应力分布也非常均匀,但由于需要骨改建的量更大,所以牙齿移动得会比倾斜移动慢。实现整体移动,基本条件是作用力线通过牙齿的阻力中心或 $M'(M_c')/F=10:1$,此时牙根牙周膜受力均匀。

这通常是正畸医生在临床工作中最希望的移动类型。要达到这种移动,就需要牙齿不发生旋转,也就是力矩为零。那么怎样才能使力矩为零呢? 应该有两种方法,第一,就是这个力正好通过阻力中心,那么此时力臂(D)为零了,力矩(M)自然就等于零了,但是这在实际临床工作中较难达到,我们再来看第二种办法,能不能施加另外一个反向力矩 M' 来抵消,使总的力矩为零,这时 M' 就是抗力矩或抗力偶矩,使 $M=M'$。

3. 转矩移动

转矩移动使牙齿某一特定部位移动,而另一部位移动很少。因为转矩移动大多使用在使牙根做各个方向的移动,而冠移动很少,故也称之为控根移动。这个时候主要发生移动的是根尖区,所以根尖区的应力分布较大,这个区域会需要大量的骨改建才能完成这个移动。这种移动方式是所有移动类型中最慢的,而且当移动距离很长的时候,常会发生不同程度的根尖吸收的情况。为了达到控根作用,一般要求 $M'>M,M'/F=12:1$ 或 $M_c'/F=12:1$。

4.旋转移动

单纯的牙齿旋转移动,只有施加一对力偶才能达到,比如在这颗牙的唇侧托槽和舌侧扣的位置施加一对方向相反、大小相等的力,就可以完成这颗牙的旋转移动。

5.垂直移动

垂直移动指的是沿牙轴方向的升高或者压低。由于这个时候应力集中在根尖很小的区域,所以要注意控制力的大小,尽量使用轻力,避免牙根发生吸收。但是临床上力线往往不能通过阻抗中心,从而会发生唇倾或者舌倾,如果你不希望发生唇舌向的位移,那么就需要增加其他力去对抗。

(三)常见矫治器的设计与生物力学机制特点

正畸医生不断探索牙齿移动的方法与矫治器,除了舒适、美观、简单以外,主要目的就是达到更高效的牙齿移动,实现高效矫治。矫治器研制与矫治技术的发展基本上按照这样的思路去设计与改进。

1.活动矫治器

活动矫治器是利用不锈钢丝对牙齿施力,钢丝与牙面是点接触或线接触,瞬时力较大但持续性很差,力的作用缺乏有效的三维控制性,且作用在牙齿冠部的力远离阻抗中心,往往引起牙齿的倾斜移动,对牙齿移动的掌控性较差,因此矫治效果自然不理想。

2.方丝弓矫治器

Edward H. Angle 是"现代正畸学之父",他在矫治器的研制方面贡献了毕生精力,在研制出方丝弓矫治器以前,他设计了多种矫治器,目的就是如何达到对牙齿的更好控制性移动。Angle 发明设计的 E 形弓矫治器(E-arch appliance)是利用结扎丝将 E 形主弓及带形弓结扎到牙齿上,一方面可以将牙弓扩大,同时利用螺丝旋转来调控牙弓长度,有利于牙齿的排齐,另一方面利用弹性颌间牵引,可以将上下颌牙齿进行颌间关系的调整。Angle 提出不拔牙矫治,该设计对牙齿的控制性比较差,牙齿在力作用下往往发生倾斜移动,因此需长时间保持,易复发。1911 年,Angle 提出了钉管弓矫治器(pin and tube appliance),在带环的唇颊面上焊接竖向小管,在矫治弓丝上焊接钉样竖丝,通过调节弓丝上钉样竖丝的方向将弓丝置入小管矫正牙齿。钉管装置解决了牙的控制移动问题,但是临床操作极不方便。

1915 年,Angle 又推出了带状弓矫治器,第一次在托槽上设计了垂直槽沟,从而牙可以沿着弓丝自由移动,实现有效的力控制和稳定的支抗。然而经过多年实践,发现带状弓矫治器无法完成牙齿的整体移动,Angle 最终还是放弃了。不过,后来的 Begg 矫治技术来源于此。

为了克服带状弓矫治器的缺陷,Angle 设计了方丝弓矫治器(edgewise appliance),将槽沟从垂直方向改为水平方向,选择方形弓丝与矩形槽沟相匹配。水平槽沟设计尺寸为 0.022 英寸×0.028 英寸,利用方丝与槽沟的三维空间关系能更精确有效地控制牙齿的三维空间,包括转矩、旋转、轴倾度等。

3.Begg 矫治器

1956 年,Begg 发表了 Begg 矫治技术新理论。由于 Begg 矫治技术的弓丝与槽沟是点接触,所以简单的排齐特别快,对咬合打开也特别好,但是对牙齿的准确控制性移动还是不够的，如转矩、轴倾度等。

4. 直丝弓矫治器

1976 年，Andrews 发表的预成序列弯曲方丝弓矫正技术（straight wire technique）成为固定矫正器矫治技术中的重要阶段。直丝弓矫治器的重要意义是在标准方丝弓矫治器的基础上消除了三个序列弯曲，减少了弓丝的弯制，使对牙齿的控制性移动变得简单、有效。

5. 自锁托槽矫治系统

自锁托槽矫治系统改变了结扎方式，设计了滑盖式的被动自锁托槽和弹簧片式的主动或互动自锁托槽，降低了摩擦力，临床操作更加简便、高效。

6. 透明矫治器

隐形矫治技术采用 Clincheck 软件的牙齿牙弓变化过程（很多步骤），最终达到非常好的牙齿排列与咬合关系。每个步骤都进行模型的 3D 打印，然后根据模型制造出不同步骤的透明矫治器（clear aligner）（隐形矫治器）。每个矫治步骤相临近的矫治器之间会有轻微的形态改变。牙齿戴上隐形矫治器后的形变力是最主要的矫治力源，随着不断更换隐形矫治器，牙齿就会按照 Clincheck 设计的最终目标变化（牙齿移动、牙齿排列与咬合关系）。为了使正畸力有效传导到牙齿，增加支抗与固位，更有效地达到牙齿的控制性移动，需在不同牙位设计不同的附件，但是对于牙齿移动控制的有效表达还需不断改进。

参考文献

［1］ Andrews L F. Straight wire：The concept and appliance［M］. San Diego：LA Wells，1989.

［2］ Archambault A，Lacoursiere R，Badawi H，et al. Torque expression in stainless steel orthodontic brackets：A systematic review［J］. Angle Orthod，2010，80（1）：201-210.

［3］ Athanasiou A E. Orthodontic cephalometry［M］. London：Mosby-Wolfe，1995.

［4］ Begg P R，Kesling P C. Begg orthodontic theory and technique［M］. 3th ed. Philadelphia：W. B. Saunders，1977.

［5］ Burstone C J，Koenig H A. Creative wire bending—the force system for step and V bends［J］. Am J Orthod Dentofacial Orthop，1988，93（1）：59-67.

［6］ Burstone C J. The mechanics of the segmented arch technique［J］. Angle Orthod，1966，36（2）：99-120.

［7］ Burstone C I，Baldwin I T，Lawless D T. The application of continuous forces to orthodontics［J］. Angle Orthod，1961，31（1）：1-14.

［8］ Davidovitch M，Rebellato J. Two-couple orthodontic appliance systems utility arches：A two-couple intrusion arch［J］. Semin Orthod，1995，1（1）：25-30.

［9］ Enlow D H，Hans M G. 颅面生长发育学［M］. 林久祥，译. 北京：北京大学医学出版社，2012.

［10］ Isaacson R I，Lindauer S J，Rubenstein L K. Moments with the edgewise appliance-incisor torque control[J]. Am J Orthod Dentofacial Orthop,1993,103 (5):428-438.

[11] Johnston L E,许天民,滕起民.Johnston头影测量技术图解手册[M].2版.北京:北京大学医学出版社,2018.

[12] Li B X，Zhang Z M，Lin X P,et al. Sagittal cephalometric evaluation without point nasion：Sagittal G-trianlge analysis[J]. J Craniofac Surg,2022,33:521-525.

[13] Lindauer S I，Isaacson R J. One-couple orthodontic appliance systems[J]. Semin Orthod,1995,1(1):12-24.

[14] Matsui S，Caputo A A，Chaconas S J，et al. Center of resistance of anterior arch segment[J]. Am J Orthod Dentofacial Orthop,2000,118(2):171-178.

[15] Mulligan T F. Common sense mechanics in everyday orthodontics[M]. Philippines：CSM publishing,1998.

[16] Pizzoni L，Revnholt G，Melsen B. Frictional forces related to self-ligating brackets[J]. Eur J Orthod,1998,20:283-291.

[17] Proffit W R. Contemporary orthodontics[M]. 4th ed. St. Louis：Mosby Inc,2007:331-359.

[18] Rebellato J. Two-couple orthodontic appliance systems：Transpalatal arches[J]. Semin Orthod,1995,1(1):44-54.

[19] Robertson L，Kaur H，Fagundes N C F，et al. Effectiveness of clear aligner therapy for orthodontic treatment：A systematic review[J]. Orthod Craniofac Res,2020,23(2):133-142.

[20] Smith R I，Burstone C J. Mechanics of tooth movement[J]. Am J Orthod,1984,85 (4):294-307.

[21] Tanne K，Koening H A. Moment to force and the center of rotation[J]. Am J Orthod,1988,94(5):426-431.

[22] 白丁,辜岷,张剑.固定矫治器中切牙转矩的控制[J].中华口腔医学杂志,2004,39 (2):104-107.

[23] 陈扬熙.口腔正畸学:基础、技术与临床[M].北京:人民卫生出版社,2012.

[24] 傅民魁,田乃学.口腔X线头影测量理论与实践[M].北京:人民卫生出版社,1992.

[25] 林久祥,许天民.现代口腔正畸学:科学与艺术的统一[M].2版.北京:北京大学医学出版社,2010.

[26] 林久祥.现代口腔正畸学:科学与艺术的统一[M].北京:中国医药科技出版社,1998:67-72.

[27] 林新平.临床口腔正畸生物力学机制解析[M].北京:人民卫生出版社,2012.

[28] 刘东旭,王春玲,傅传云.不同力系统下的上中切牙位移、转动中心及牙周应力的三维有限元研究[J].华西口腔医学杂志,2004,22(3):192-195.

第三章　早期矫治

第一节　早期矫治的基本概念

一、概述

(一)早期矫治的内容

早期矫治是指在儿童生长发育早期,一般指在生长发育高峰期前后、第二恒磨牙建殆完成之前,对已发现可导致牙颌畸形的病因、已表现出的颜面及口腔错殆畸形进行预防、阻断及生长导引治疗,为进一步的牙颌面发育提供有利的生长环境。早期矫治主要包括以下三个方面:

1. 早期预防及预防性矫治

这是指在牙颌面畸形表现之前,去除可能致畸的刺激及不利因素,防患于未然。

早期预防主要包括母体营养和疾病控制、婴幼儿健康保健,包括正确的喂养方法及睡眠位置、不良习惯的破除及防龋治疗等。

预防性矫治主要涉及正常牙弓形态的维持、助萌、阻萌,维护正常的口腔环境,去除咬合干扰,矫治异常的唇、舌系带,以及进行刺激颌骨发育的咀嚼训练等。临床常见需要预防性矫治的情况有乳恒牙早失,乳牙滞留,恒牙早萌、迟萌、阻生及异位萌出,恒牙萌出顺序异常,上唇系带附着异常,舌系带过短等。

2. 早期阻断性矫治

这是指对已经出现的早期畸形及相关的不利因素、不良习惯等通过简单的矫治器进行阻断治疗及肌功能训练,尽可能防止畸形的进一步发展,从而建立正常的牙颌面关系。在正畸治疗中,预防性矫治和阻断性矫治,只有时间上以及是否已有畸形表现的区别。

阻断性矫治主要涉及以下几方面:①不良习惯的矫治,包括吮咬习惯、异常吞咽及吐舌习惯、口呼吸习惯、偏侧咀嚼习惯等;②牙数目异常的早期治疗,包括额外牙、先天性缺牙的处理;③个别牙错位的早期矫治,包括常见上颌中切牙旋转、外翻、错位的矫治,上颌中切牙非生理性间隙的矫治,第一恒磨牙近中移动的矫治;④牙列拥挤的早期矫治;⑤反殆的早期矫治;⑥深覆殆和深覆盖的早期矫治;⑦开殆的早期矫治等。

3.早期生长导引及颌骨矫形治疗

这是指用肌力或外力促进或抑制颌骨的生长,改变其生长方向、空间位置和比例关系,引导颅颌面正常生长。根据其作用力的类型主要分为肌功能矫治和口外力矫形治疗。

早期生长导引及颌骨矫形治疗主要涉及骨性(或功能性)Ⅱ类错𬌗的早期矫形治疗(包括下颌后缩及上颌前突)、骨性(或功能性)Ⅲ类错𬌗的早期矫形治疗(包括下颌前突及上颌后缩)、骨性开𬌗的矫形治疗等。

(二)早期矫治的方法与技术

早期矫治涉及的方法与技术类型丰富,临床医生需根据患儿情况个性化选择矫治技术及矫治器,尽可能简单、高效,缩短疗程,利于患者配合。主要分为以下类型:

(1)简单矫治器,如缺隙保持器、阻萌器等。

(2)活动矫治器,如上颌𬌗垫式矫治器、螺旋器分裂基托矫治器、平面/斜面导板矫治器、舌习惯破除器等。

(3)功能矫治器,如肌激动器(Activator)、双𬌗垫矫治器 Twin-Block、功能调节器(function regulator,FR)、Herbst 矫治器等。

(4)固定矫治器,如 2×4 技术、2×6 技术。

(5)口外矫形装置,如前方牵引、J 钩、口外弓、颏兜等。

(6)肌功能训练,如唇肌牵拉训练、下颌后退训练、伸舌吞咽训练等。

(7)透明隐形矫治器,如当前市面上的时代天使 Kid 系列、隐适美的 First 系列、正雅的 T 系列等。

二、早期矫治的基本原则

儿童和青少年早期矫治的基本原则是,安全有效地预防和阻断牙颌畸形,通过仔细询问病史(包括家族遗传史、耳鼻喉疾病史、外伤史、喂养习惯、患者不良习惯、用药史等)、临床检查及必要的影像学检查,分析生长轨迹及趋势,发现造成错𬌗畸形的不利因素,再应用生长发育理论知识,在合适的时机,明确矫治目标,进行早期矫治,注意因势利导,而非盲目地对发育中的牙、牙槽骨、颌骨、肌肉进行干预。

三、早期矫治的优势与劣势

(一)早期矫治的优势

(1)早期矫治可以及时发现并干预影响患者正常替牙及颌骨发育的不良因素,破除不良习惯,为患者的颅颌面正常生长提供有利条件。

(2)能充分利用患者生长发育快速期,组织反应快、适应性良好的优势,消除病因,阻断畸形的进一步发展。

(3)早期矫治尽管无法保证完全解除所有的错𬌗情况,仍能降低某些复杂错𬌗日后的治疗难度。

（4）早期矫治的矫治方法及矫治器较为简单，影响社会活动相对较小，患者一般易于接受。

（5）早期矫治及时纠正或改善患者颜面畸形，减少其对患者的生理及心理伤害，有利于患者的身心健康。

（二）早期矫治的劣势

（1）早期矫治对医生的专业诊疗知识及经验要求较高，多涉及颅颌面生长发育，需判断患者的临床症状哪些可暂不矫治，哪些需及时干预，避免错失诊疗最佳时机的同时也需警惕过度医疗，更需避免造成医源性创伤。

（2）因早期矫治患者的年龄小、理解力及自控力有限，临床诊疗时常需医护人员付出更多精力进行沟通及引导，治疗效果有赖于患者的配合及家长的支持，如在患儿幼年时沟通不畅而强制进行治疗，易打击患者日后的矫治积极性。

（3）早期矫治时因患者仍处在生长发育变化状态，尽管治疗期已纠正畸形表现，但仍有可能复发，有些正畸治疗的保持需持续到生长发育完成。

（4）早期矫治目标局限，在解决关键性畸形问题后往往需要二期矫治，对患者而言整体疗程较长、治疗成本较高。

四、暂时性错殆

乳、恒牙替换过程中，因替牙顺序、方向等因素，可出现某些暂时性错殆，这一类情况一般不需要特别干预，随着患者替牙的完成及生长发育可自行调整。临床上要求医师注意辨别，并对患者及家长做好解释工作。暂时性错殆畸形主要包括以下情况：

（1）上颌中切牙间于萌出早期出现间隙，或牙冠向远中倾斜。这是由于恒侧切牙牙胚在发育中压迫中切牙牙根所致，随着侧切牙的继续萌出，一般可自行改善。临床上应检查到位，排除多生牙及上唇系带过低等因素。

（2）上颌侧切牙初萌时牙冠向远中倾斜。恒牙胚发育时，上颌尖牙牙胚的位置较高，萌出时易压迫侧切牙牙根而改变其角度，一般可随着尖牙的萌出自行纠正角度。与此同时，由于尖牙萌出顺序较晚，受基骨骨量不足、乳牙滞留等多种因素的影响，常出现尖牙萌出道不通而迫使尖牙胚转向，易造成侧切牙甚至中切牙的牙根吸收，应注意随访、及时干预。

（3）恒切牙萌出初期，牙列的轻度拥挤。由于恒切牙相较乳切牙体积大，且发育中的颌骨骨量相对不足，造成暂时性牙列拥挤，随着颌骨的进一步发育以及后牙的萌出替牙间隙可逐渐缓解。

（4）上下颌第一恒磨牙建殆初期尖对尖的磨牙关系，可随着下颌骨的生长发育及后牙替换时产生的上下颌替牙间隙之差，调整至磨牙中性关系。

（5）上下恒切牙萌出早期出现的前牙深覆殆。随着第二恒磨牙的生长及前磨牙的建殆，后牙牙槽高度的增加，深覆殆可自行解除。对于家族性深覆殆，需定期随访，利用生长发育时机进行干预。

对于暂时性错殆和真性错殆的鉴别,需要根据患者的病史、骨骼型、生长发育、家族遗传特性等进行综合判断,必要时进行放射学检查,早期排除多生牙,确定阻生牙以及发现三维方向发育的不调,定期随访,适时干预。

第二节　活动矫治器简介与应用

一、活动矫治器概述

活动矫治器(removable appliance)是指可由患者自行摘戴,非永久性固定在牙齿上的一类矫治器。在我国口腔正畸发展早期,传统的活动矫治器在口腔正畸临床上发挥着主要作用,20世纪80年代中期,方丝弓、直丝弓等固定矫治技术在临床上的应用日益增多,活动矫治器的使用逐渐减少,但因其简单便捷在现代正畸实践中仍占有一席之地。活动矫治器通常应用于早期矫治、固定矫治辅助治疗、保持等阶段,其中,主要应用于Ⅱ类错殆畸形治疗的活动功能矫治器仍然十分受欢迎。近年来,基于真空成型技术的新型活动矫治器,如压膜保持器、隐形矫治器等不仅用于固位,也进行主动移动牙齿矫治(图3-2-1)。以上提到的这些类别都属于活动矫治器范畴。本节主要介绍传统的活动矫治器,功能矫治器、隐形矫治器、保持器等大家可以在对应章节学习。

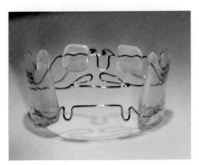
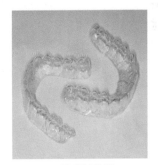

(A) Fränkel Ⅲ矫治器　　　　　(B) 隐形矫治器

图 3-2-1　活动矫治器

二、活动矫治器的结构与作用

活动矫治器的组成分为固位、加力和连接三部分。

(一)固位部分

固位部件是活动矫治器的重要组成部分,主要作用是保证矫治器在患者口内佩戴时就位良好，同时提供支抗，使矫治器在矫治力及功能作用等因素存在下仍能保持稳固，持续发挥作用。常见的固位部件有卡环、邻间钩。

1. 卡环

（1）箭头卡环（图 3-2-2），由美国 Adams 医师设计，故又名 Adams 卡环，其有两个类似箭头的突起，伸入牙冠颊面倒凹处形成卡抱力，再由横臂梁（即卡环体部）与之连接以达到固位目的，常用于第一恒磨牙，弯制成形的箭头卡形似一把横向长椅稳固于磨牙颊侧。

（2）单臂卡环（图 3-2-3），类似"C"形，单臂沿牙冠唇颊侧颈部形成弧形进入基托，主要用于前磨牙、磨牙的固位，在口腔修复活动义齿中更为常见。

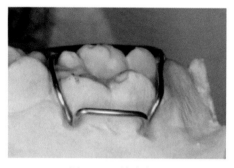
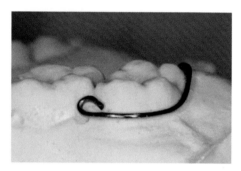

图 3-2-2　箭头卡环　　　　　　　　　　图 3-2-3　单臂卡环

2. 邻间钩

邻间钩（图 3-2-4）又称颊钩，呈直角形从基托伸入两邻牙的唇颊侧楔状隙处邻接点，末端常加焊银呈球状增强固位，常用于第一、第二前磨牙或磨牙间。

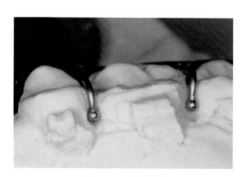

图 3-2-4　邻间钩

（二）加力部分

加力部分是可摘矫治器的主动作用性部件，负责对目标牙施加矫治力。常见的加力部件有弹簧、唇弓、螺旋扩大器、平面导板和斜面导板等。

1. 弹簧

弹簧（图 3-2-5）又称副簧或指簧。临床常用双曲舌簧纠正腭侧异位的切牙；"U"形簧推牙齿向近远中向移动；环圈簧行使颊舌向、近远中向、垂直向等移动。

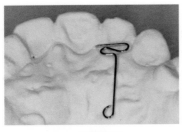
(A) 双曲舌簧

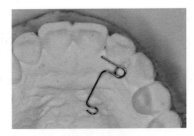
(B) 带圈"U"形簧（一）

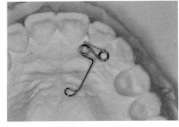
(C) 带圈"U"形簧（二）

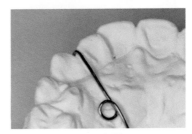
(D) 环圈簧

图 3-2-5　弹簧

2. 唇弓

唇弓(图 3-2-6)属于弓簧的一种,主要用于少量内收前牙,减小前牙覆盖,关闭前牙区散在间隙等。

3. 螺旋扩大器

螺旋扩大器(图 3-2-7)可铸造或包埋于塑料基托中,加力时将钥匙插入螺丝孔内,通过螺丝旋转伸长或收缩矫治器。传统螺旋扩大器按箭头每次可旋转 1/4 圈,每旋转一圈可以扩大 0.8~1.0mm,常见于扩大腭中缝,也可应用于近远中向移动。

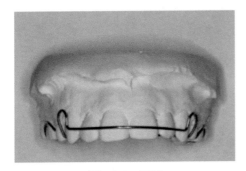
图 3-2-6　唇弓

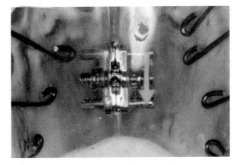
图 3-2-7　螺旋扩大器

4. 平面导板

前牙腭侧基托加厚形成平面,咬合时下前牙与平面导板(图 3-2-8)接触而后牙区脱离咬合,可压低前牙,伸长后牙,常用于深覆𬌗的矫治。

5. 斜面导板

前牙腭侧基托成斜面(图 3-2-9),斜面向下向腭侧约 45°,可引导下颌向前,矫治下颌后缩,也具有矫治深覆𬌗作用。

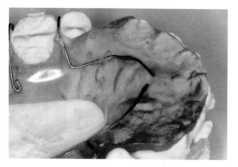

图 3-2-8　平面导板

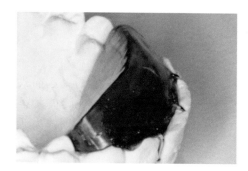

图 3-2-9　斜面导板

以上这些加力装置都需要临床医生根据患者需要合理设计，综合考量固位、支抗、牙移动方式等。

（三）连接部分

顾名思义，连接部分连接矫治器的固位与加力部分，形成整体，有基托、唇（舌）弓等形式。

1. 基托

基托由自凝或热凝塑料制成，一般下颌前牙舌侧的基托稍厚一些以增强牢固度，边缘要求圆滑，组织面与黏膜贴合。临床上可选择不同颜色的基托材料进行制作。

2. 唇弓与舌弓

当于唇（舌）弓上焊接各种副簧时，唇（舌）弓可发挥矫治器连接部分作用。

三、常用的活动矫治器及其应用

（一）上颌𬌗垫式矫治器

上颌𬌗垫式矫治器（图 3-2-10）是临床上最常见的一类活动矫治器，主要应用于前牙反𬌗的早期矫治。矫治器部件主要包括双曲舌簧、𬌗垫和固位装置。双曲舌簧置于反𬌗的前牙舌侧，一般置于上颌切牙腭侧，舌簧平面与反𬌗牙的牙长轴垂直，通过打开舌簧加力使前牙唇倾。后牙区设计解剖式𬌗垫，抬高咬合，𬌗垫厚度一般以解除前牙区反𬌗为宜。固位装置一般使用箭头卡环、邻间钩等。

活动矫治器
简介与应用

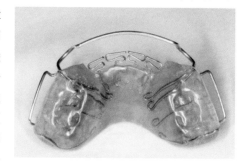

图 3-2-10　上颌𬌗垫式矫治器

制作矫治器时需检查患者是否存在功能性下颌前伸，下颌是否可退至前牙对刃关系，对有功能性下颌前伸患者，可在下颌后退位制取蜡型记录咬合关系，解除前牙反𬌗的同时，稳定下颌位置。

临床上通过打开双曲舌簧 0.5～1.0mm 对上前牙施加唇向力，每隔 2～3 周复诊加力。当前牙出现浅覆𬌗时，逐步磨除𬌗垫降低高度，直至全部磨除。当前牙有正常覆𬌗覆盖时，可嘱患者进食时戴用，其余时间不戴以利于后牙建𬌗。

(二)螺旋器分裂基托矫治器

螺旋器分裂基托矫治器是在基托中放置一个预制成的螺旋扩大器,通过钥匙插入插销旋转螺旋器进行加力。可根据螺旋扩大器所置部位不同发挥不同作用,最常见的形式为活动式螺旋扩弓器(图3-2-11),即将螺旋器置于腭中缝处,一般为前磨牙水平,加力进行牙弓扩宽。

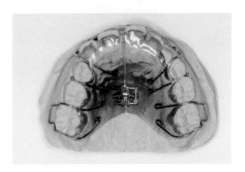

图3-2-11 活动式螺旋扩弓器

活动式螺旋扩弓器一般为慢速扩弓,即隔天加力一次,每次1/4圈(0.25mm),10周约扩宽10mm,其中牙性效应和骨性效应约为1:1。临床上常需过矫治(上颌牙的腭尖咬合于下颌牙的颊尖斜面),且需保持3～6个月。

(三)平面导板矫治器

平面导板矫治器(图3-2-12)主要应用于矫治深覆𬌗病例,尤其是后牙高度不足的低角型病例。平面导板与咬合平面平行,下前牙咬合于其上,具有压低下前牙作用,同时后牙区打开咬合约2～3mm,可伸长后牙。

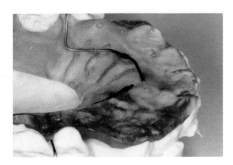
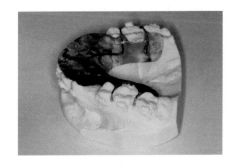

(A) 大平导 (B) 小平导

图3-2-12 平面导板矫治器

打开咬合程度一次不宜过多,待后牙咬合接触后,可通过添加平面导板区自凝塑料继续矫治,直至形成正常覆𬌗。如与固定正畸配合治疗,需在复诊时检查塑料基托有无干扰牙齿移动,对有干扰的目标牙位进行基托磨除以缓冲。

(四)舌习惯破除器

顾名思义,用于破除不良舌习惯,如伸舌习惯(严重者形成前牙区开𬌗)、婴儿式吞咽(严重者形成开𬌗,下颌后缩畸形)、咬下唇习惯(形成上前牙唇倾、深覆盖)等,也可于固定矫治开𬌗后佩戴以预防因舌习惯导致的复发。

传统形式为"舌刺",现多为"舌栅"(图3-2-13)用作被动矫治,如在硬腭处放置舌珠(图3-2-14)则可进行主动的舌肌功能训练。

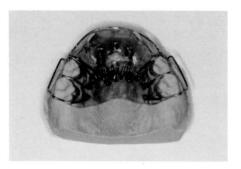

图 3-2-13　舌栅

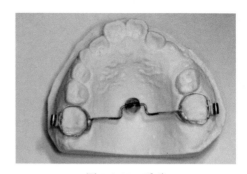

图 3-2-14　舌珠

四、活动矫治器初戴和复诊

因活动矫治器有可摘戴特点，故对患者的配合度要求较高，在治疗前做好正确的宣教尤为重要。

初戴矫治器时需检查矫治器与患者牙齿的贴合程度、卡环松紧度，使之在被动状态就位良好。对于年龄较小的患者，可循序渐进，如先行被动佩戴，或逐步增加佩戴时间，在其适应后再行加力。除𬌗垫式矫治器治疗前牙反𬌗外，一般进食时可嘱患者取下活动式矫治器，用容器保管好。矫治器的清洁可用温冷水冲洗，或用牙膏刷洗，切忌用沸水烫洗或乙醇浸泡。

加力时注意加力部件的施力方向和施力大小，避免产生牙齿移动不理想、牙齿过分倾斜、牙齿松动、矫治器固位不良等副作用，临床可配合增加复诊频率进行监控。

复诊间隔因矫治器不同而不尽相同，簧类加力间隔可为 2 周，扩弓矫治器可 2～3 周复诊，平导等矫治器可每月常规复诊。

第三节　功能矫治

一、功能矫治器概述

功能矫治器概述

口颌系统是由牙、牙周组织、颌骨、颞下颌关节、口腔颌面部神经、肌肉以及其他相关组织组成的，是一个相互协调同时又相互制约的综合体，它们处于相互作用的平衡状态。而唇、舌、颌面肌肉等组织的功能不良，平衡状态失调是许多错𬌗畸形的病因及其发展的重要因素之一。例如，瘢痕挛缩的唇颊部软组织，其对应的牙齿会因受到增加的舌向压力而发生移动；反之，如果没有唇颊的限制，牙齿也会因为舌肌的压力而向外侧倾斜。

我们已了解了上下颌骨生长发育方式：上颌骨由于其后方及上方骨缝的新骨沉积而

不断被颅底基骨推向下向前生长；髁突的向上向后骨沉积，推下颌骨向前下生长，从而也维持了颞下颌关节的稳定；上下颌骨周围的软组织也会牵拉刺激骨骼向前下生长。因此，理论上我们不仅可以通过推动颌骨向下向前的生长量，促进颌骨生长，而且也可以抑制其生长，为生长改良提供可能性。

抑制上颌骨发育：可以使上颌骨生长发生改变的重要部位有腭中缝，以及上颌骨与颧骨、翼板、鼻额部连接处的骨缝。矫治力量通过抑制骨缝自然生长，可以减少骨缝分离量；反之，也可以施以促进骨缝分离的力量，增加骨缝分离量。由于骨缝面积太大，抑制上颌骨骨缝分离向前移位往往需要重力，最小力量为每侧 250g，通常用面弓作用于上颌第一磨牙。力量作用于牙齿会引起牙齿移动的不良作用，而我们在生长改良过程中是不希望牙齿出现移动的，我们的目的是抑制颌骨发育。持续性重力作用于牙齿会造成牙根和牙周组织的创伤。相对而言，间歇性重力可以减轻对牙齿的伤害，减轻牙齿移动，产生相对较多的骨骼效应。对于矫治力施加时长，研究表明：如果作用于牙齿上的力量少于 6h/d 是不会产生骨改建的。由于生长激素在傍晚释放，因此遵循这个道理，督促患者在傍晚后（晚饭后）即开始佩戴矫治器，而不是在睡觉前开始佩戴。头帽是常见的抑制Ⅱ类患者上颌发育的矫治器。

促进上颌骨发育：牵拉上颌骨向前生长较抑制上颌骨生长困难，原因是我们无法施加足够的力量分离上颌骨骨缝，加上骨缝随着年龄的增长嵌合程度不断增大，想要分离也变得越加困难。例如，螺旋扩弓器可以施加足够的力量打开青少年轻度嵌合的腭中缝；但是，面具对于上颌骨上方及后方骨缝的打开作用甚微。当然，我们仍要注意牙齿移动的副作用，这可以通过使力作用于上颌骨而植入的骨钉解决。值得注意的是，上颌骨的前移是有限度的，非手术干预上颌骨前移量不要超过 4～5mm。

抑制下颌骨发育：下颌骨与上颌骨的骨缝连接不同，下颌骨是通过颞下颌关节与面骨相连，这也决定了下颌骨的力量传递方式。我们利用颏兜施加于颏部的抑制力量，期待达到抑制下颌骨生长并且促进颞下颌关节骨改建的效果。然而，由于下述两点原因抑制下颌骨的生长在当代正畸仍然无法解决：①施力时长，不同于为抑制上颌骨而佩戴头帽的时间是 12～14h/d，想要抑制下颌骨是需要全天施力的，而事实上对于儿童这一点不太可能做到；②颏兜抑制下颌生长力的作用线往往低于髁突顶部，这就造成了下颌的顺时针旋转，而这种旋转是不利于Ⅲ类患者的矫治的，因为Ⅲ类患者常常伴随下颌前突和高角。

促进下颌骨发育：下颌前伸是通过以下两种方式实现的：①通过本章将要重点阐述的功能矫治器被动限制下颌位于前伸位置；②患者肌肉主动牵拉下颌向前。下颌前伸加上生长的伴随，颞下颌关节也在同时进行着骨改建，但是这种改建产生下颌骨的生长对改善骨性Ⅱ类错𬌗远不及预期。被动维持下颌前伸也需要几百克力，通过矫治器反作用于上颌，可以一定程度上抑制上颌生长。大多数的功能矫治器会与牙齿接触，所以会产生上牙后移、下牙前移类似Ⅱ类牵引的效果。虽然许多研究表明生长结束后，下颌治疗组与非治疗组下颌大小没有明显差异，下颌治疗组只是短期加快了下颌生长速度，但是功能矫治器在牙齿的移动与上颌骨的抑制方面，对Ⅱ类错𬌗矫治有一定意义。

口颌系统在人的一生中不断发生多种形式的适应和改建，这种变化在人的生长发育高峰期尤为明显。选择生长改良的时机，应该知道以下三点：①过早的矫治会延长治疗时间，过迟又会延误治疗效果；②面部长宽高生长发育不是在同一的时间：上颌横向生长停止最早，面部垂直向生长结束最晚；③患儿的配合依赖于患儿成熟程度以及医生要求患儿操作的难度。基于颈椎成熟阶段(Cvs)评估下颌骨生长阶段和矫治时机是很有意义的。

功能矫治器就是利用口颌系统的这些特点，不仅消除影响颌面发育的不利因素，而且主动地为颌面发育创造一个有利的生长环境，从而获得较理想的牙颌面功能与形态。

功能矫治器较固定矫治器具有三个明显优点：①可以不同程度促进和/或抑制生长发育；②技工室制作减少医生椅旁操作时间；③多数为可摘矫治器，特殊场合可随时取下，从而便于患者社交和牙齿清洁。

与此同时，功能矫治器也存在自身缺点：①因大多数为可摘矫治器，患者可以自由摘戴，所以功能矫治器的疗效很大程度上依赖患者能够佩戴矫治器的时间；②功能矫治器组成部件很难完成牙齿复杂精准的移动，因此患者往往结束一期的功能矫治后，需要进行二期固定矫治器的治疗。

功能矫治器最早可追溯到200余年前，早期流行于欧洲，欧洲医生几乎用可摘矫治器完成了所有的正畸治疗，不仅有生长诱导，还对牙齿进行移动，而固定矫治几乎无人知晓。这是由于Angle强调每个牙齿都应精确排列的思想对欧洲的影响较小，加上欧洲社会福利系统发展迅速以及二战的破坏性，使得贵金属在牙科使用受限，从而将重点放在了有限的正畸治疗。在此阶段，美国却恰恰相反，完全用固定矫治器进行治疗。20世纪60年代以后，随着有着欧洲背景的人物影响及美国与欧洲医生的私人交往，功能矫治器被引入美国，并发展迅速，我们现在常见的肌激动器（Activator）、Herbst矫治器、Fränkel矫治器（图3-3-1）等被设计制作出来。现代功能矫治器不断改进，随着相关研究的深入，成为临床正畸治疗的有效矫治手段。

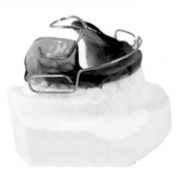

(A) 肌激动器（一）

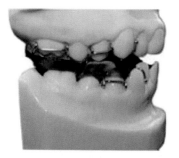

(B) 肌激动器（二）

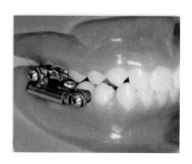

(C) Herbst矫治器

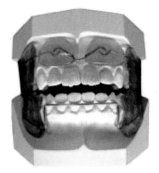

(D) Fränkel矫治器

图 3-3-1　常见的功能矫治器

(一)功能矫治器的定义

功能矫治器利用了生长发育儿童及青少年的生长潜力,通过改变口腔颌面部的肌肉功能,进而引导颌骨的生长改建,从而达到预防或治疗肌性和轻度骨性错𬌗的目的。

(二)功能矫治器的作用机制

功能矫治器的作用机制包括颌骨的生长改良、牙—牙槽的变化、口周软组织的变化三个方面。

1. 颌骨的生长改良

功能性矫治最主要的目的是希望通过矫治器的作用对颌骨的生长方向和生长量产生影响,从而协调上下颌骨关系。动物实验证明,利用功能性矫治器改变下颌位置很可能会导致髁突生长量、生长方向及生长时间的变化,颞下颌关节窝的改建以及上颌骨缝的改建等多方面明显的骨骼改变。也有临床研究提示,功能性矫治器的使用能获得 $1\sim2mm$ 的骨性生长,但目前对此存在较大争议:无法判断这些生长量究竟是暂时性的生长加速还是具有长期稳定性真正意义上的额外骨性生长。目前比较倾向的观点是,尽管机制仍待商榷,但功能性矫治器对错𬌗畸形确有疗效,尤其是对于生长发育高峰期的患者疗效更佳。

2. 牙—牙槽骨的变化

虽然目前研究人员对功能性矫治器具体机制的认识尚存在较大争议,但在牙槽的作用上达成了共识。尽管不同的功能性矫治器的作用机制千差万别,但功能性矫治器的最终结果都会带来牙—牙槽骨的变化,尽管这种牙—牙槽效应常常被认为会削弱功能性矫治器的骨性效应,从而被认为是功能性矫治器的牙性代偿。功能性矫治器还能选择性地控制牙齿的垂直高度,通过促进或抑制前后牙的垂直萌出及其生长量,不仅能矫治深覆𬌗或开𬌗,也能改善矢状向及水平向上下颌骨关系。

3. 口周软组织的变化

除了骨性和牙性效应之外,功能矫治器还能对唇、舌、升降颌肌群等口周软组织产生作用。例如,由于矫治器在口内固位不严,吞咽时必须依靠舌体固位,舌肌因此得到反复锻炼,舌体位置得以恢复正常。戴用功能性矫治器吞咽时可引起提下颌肌收缩,有助于建立正常的牙齿接触的吞咽方式;此外,功能性矫治器治疗中还能强调唇的封闭,能改善唇的位置及其功能。这些作用来源于戴用功能矫治器所产生的肌肉静止张力或激发肌活动所产生的力,从而改变口面肌对牙和颌骨所施加力的大小、方向和作用时间,使得口颌系统的神经—肌肉环境更有利于𬌗发育和颅面生长。

(三)功能矫治器的分类

功能矫治器按作用方式和组成部件有两种分类方式。

1. 按功能矫治器作用方式分类

(1)简单功能矫治器:常作为其他矫治器组成部件,直接引导肌力到牙齿。如上颌平面导板、上颌斜面导板、下前牙联冠式斜面导板、唇挡、前庭盾等。

(2)肌激动器:通过改变下颌位置,激活肌肉及颌骨联合改建。如生物调节器

（Bionator）、双𬌗垫矫治器（Twin-block）、固定功能矫治器［Herbst（图 3-3-1）、Jasper Jumper、Forsus、SUS2］等。

（3）功能调节器：通过消除唇颊肌压力，改变牙列内外肌力平衡，达到牙弓颌骨改建目的。如 Fränkel 矫治器（图 3-3-1）等。

2. 按功能矫治器组成部件分类

（1）被动型牙支持式矫治器：依靠牙齿固位，无主动产生矫治力的弹簧或螺栓。如生物调节器（Bionator）、双𬌗垫矫治器（Twin-block，图 3-3-2）、固定功能性矫治器（Herbst）等。

（2）加力型牙支持矫治器：是被动型牙支持式矫治器的改型，加入主动产生矫治力的弹簧或螺栓等移动牙齿。但由于固定矫治器结合辅助装置后可以达到更好的矫治效果，故此类矫治器已经很少使用了。

（3）组织支持式矫治器：Fränkel 矫治器是唯一的此类矫治器，通过唇挡和颊屏阻挡唇颊肌肉力量，用来扩弓和（或）引导颌骨生长发育。

（4）混合式矫治器：根据患者个体需求，重新组合上述功能矫治器的部件。

二、常见的功能矫治器——双𬌗垫矫治器（Twin-block，TB）

双𬌗垫矫治器（Twin-block，TB）是由 William Clark 医生于 1977 年发明的，它第一次被用在治疗 Clark 医生同事的孩子，一位Ⅱ类 1 分类的患者，并且通过 TB 的治疗获得一个良好的结果。

常见的功能矫治器
——双𬌗垫矫治器

（一）TB 矫治器的定义

关于咬合与生长发育的关系，当下颌处于远中位置的时候，由于咬合力的作用，影响了下颌骨的发育；上颌牙弓为了适应后缩的下颌骨而变得狭窄。当然，上颌骨的狭窄也会引起下颌位置的后退，所以上下颌骨是相辅相成的。当功能矫治器引导下颌前伸后，本体感受器的刺激会促进下颌骨的发育，从而达到改善颌骨矢状向不调的目的。

TB 矫治器是一种常见的用于治疗Ⅱ类下颌后缩畸形的功能矫治器，由上下颌具有斜面的𬌗垫组成（图 3-3-2）。通常由于导下颌向前，上颌骨的牙弓会相对狭窄，因此上颌往往需要扩。传统的 TB 矫治器由唇弓、剪头卡环、邻间钩固位；改良的 TB 矫治器去除了上颌的唇弓，并改良了剪头卡环。同时 TB 矫治器也可以设计为黏结式固定矫治器，从而可以弥补替牙期不能提供较好的倒凹固位，以及可以相对减少对患者配合度的需求。

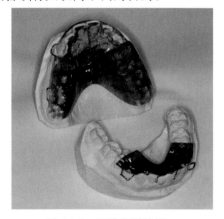

图 3-3-2　双𬌗垫矫治器

（二）TB 矫治器的原理

利用 TB 矫治器的𬌗垫，可以充分发挥口腔的咀嚼功能，刺激下颌骨的生长，并且𬌗垫可以重新分配牙列中咬合力的分布,从而矫治发育中的牙列畸形。

通过 TB 矫治器上下颌骨𬌗垫间的斜面,迫使下颌前伸状态,从而重新建立牙齿、上下颌骨、咀嚼肌以及周围本体感受器的功能平衡,矫治上下颌骨矢状向不调。

(三)TB 矫治器的临床应用

通常 TB 矫治器的咬合前导要将下颌前伸到前牙对刃位置,并且垂直向打开 2mm 的高度,此时前磨牙区有 5～6mm 间隙,磨牙区有 1～2mm 间隙;对于开𬌗的患者咬合打开要超出息止𬌗间隙 2～3mm;超过 10mm 的覆盖要分两次引导,前伸的量不能超过前伸路径,也就是最大前伸量的 70%。

患者刚开始佩戴 TB 矫治器时,吃饭时可以取下 TB 矫治器,逐渐适应后可以全天佩戴,以增强矫治效果。

下面列举四种不同类型错𬌗畸形应用 TB 矫治器。

1.对于Ⅱ类 1 分类低角的患者

在用 TB 矫治器引导下颌向前 6～9 个月后,下颌的位置比较稳定,此时开始调磨上颌磨牙的𬌗垫,引导下颌磨牙的伸长,再过 3～6 个月后,如果不需保持,则直接进入第二期的固定矫治,在固定矫正期,通过排齐整平,解决前磨牙及前牙开𬌗,并最终建立良好的咬合。

2.对于Ⅱ类 2 分类低角的患者

首先应将舌倾的上前牙向唇侧直立,变成Ⅱ类 1 分类,然后再进入上述与Ⅱ类 1 分类相同的治疗过程。

3.对于高角患者和高角的开𬌗患者

应该控制后牙的伸长,故上颌磨牙区𬌗垫不应磨除,保持后牙区咬合接触;对于存在前牙萌出不足的情况,允许前牙的伸长,必要时配合垂直牵引,从而矫正前牙的开𬌗。

4.对于功能性下颌偏斜的患者

通过偏斜侧𬌗垫斜面增加塑料的方法,纠正下颌位置。

三、常见的功能矫治器——Fränkel 矫治器

常见的功能矫治器
——Fränkel 矫治器

(一)功能调节器简介

功能调节器(function regulator,FR)是由德国医师 Rolf Fränkel 在 20 世纪 60 年代设计的一种活动的功能矫治器,因此又称为 Fränkel 矫治器。该矫治器与其他的活动功能矫治器最大的不同是它的固位方式,它是第一个黏膜支持式的功能矫治器,而其他的绝大多数矫治器,如肌激动器(Activator)、双𬌗垫矫治器(Twin-block)多为牙支持式(图 3-3-3)。

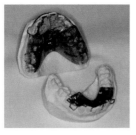
(A) 双𬌗垫矫治器

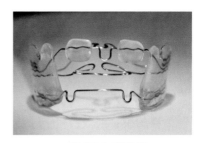
(B) Fränkel矫治器

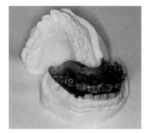
(C) 肌激动器

图 3-3-3　常用的功能矫治器

Fränkel 医生早期精通使用功能性颌骨矫形器，特别是当时欧洲正流行的肌激动器，认识到只有纠正肌肉系统的结构和功能偏差才能使治疗稳定，于是在 1957 年设计了功能调节器，使口腔前庭成为其治疗的操作基础。Fränkel 在老年期通过自学英语、演讲、发表论文等逐渐将其理论在正畸主流学界推广并得到认可，McNamara 医生在他的纪念文中评价 Fränkel 为正畸和颅颌面生物学一位真正的先驱和创新者。

Fränkel 设计了四大类型的功能调节器，FR-Ⅰ型（分 a、b、c 亚类，）、FR-Ⅱ型、FR-Ⅲ型和 FR-Ⅳ型，分别用来治疗Ⅰ类及Ⅱ类 1 分类、Ⅱ类 2 分类、Ⅲ类、开𬌗和双颌前突等患者。目前临床上应用最广泛的功能调节器是 FR-Ⅱ型和 FR-Ⅲ型（图 3-3-4），本节重点介绍 FR-Ⅲ型矫治器。

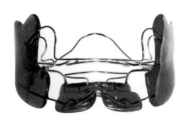
(A) FR-Ⅱ型矫治器

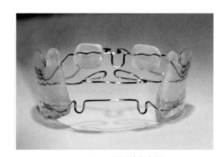
(B) FR-Ⅲ型矫治器

图 3-3-4　Fränkel 矫治器

（二）FR-Ⅲ型矫治器的结构及原理

FR-Ⅲ型矫治器由塑胶部分和钢丝部分组成，主要结构是上唇挡、颊屏、腭弓、上下𬌗支托、上颌舌侧丝和下颌唇弓（图 3-3-5）。

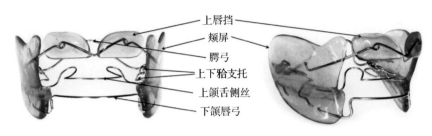

图 3-3-5　FR-Ⅲ型矫治器的结构

塑胶部分为 FR-Ⅲ型矫治器发挥矫治功能的主体，主要位于前庭沟处，包括上唇挡和颊屏。上唇挡位于上前牙前庭沟，主要作用为"挡唇"。Fränkel 认为，静态时，唇挡可消除唇肌对上颌的力量；动态时，如患者闭唇时，唇挡附近骨膜被牵拉，有利于刺激牙槽骨唇面的骨沉积，从而促进Ⅲ类患者上颌骨的向前发育。颊屏位于两侧前庭沟处，体积较大，上至上颌前庭沟，下至下颌前庭沟底，近中达尖牙远中，远中则盖过最后一颗牙齿。其作用为消除两侧颊肌对上颌的侧方力量，并通过牵张促使上颌横向发育，同时 FR-Ⅲ型矫治器的下颌部分与下齿槽贴合，通过肌压力传导至下颌而抑制其生长。

钢丝部分主要发挥辅助连接作用。①腭弓：连接两侧颊屏，起支架作用，传导下颌向前之力促进上颌向前发育；②上下𬌗支托：保持必要的咬合打开，有利于前牙反𬌗的纠正，增强 FR-Ⅲ型的下𬌗支抗；③上颌舌侧丝：如接触上切牙舌隆突，可限制上前牙的萌出，如不接触上切牙舌隆突，加力可使上前牙唇向开展以利于反𬌗的纠正；④下颌唇弓：连接两侧颊屏，起支抗作用，并与下前牙接触限制下颌前伸；⑤上唇挡连接丝：连接唇挡及颊屏。

Fränkel 矫治器通过上述结构的设计，将颊屏和唇挡作为肌肉训练器，调整口周肌的动力平衡；在长、宽、高三维方向建立正常的口腔功能间隙；通过骨膜牵张刺激，促进基骨的生长；通过下颌舌托（矫治Ⅱ类）和下颌唇弓（矫治Ⅲ类）等部件调整下颌位置，纠正颌骨矢状向不调。

（三）FR-Ⅲ型矫治器的临床应用

FR-Ⅲ型矫治器主要应用于功能性反𬌗患者的早期矫治，尤其是下颌可接近或后退至前牙对刃位、无明显牙列拥挤、反覆盖小、反覆𬌗深的患者。

临床应用时，FR-Ⅲ型矫治器具有一定的优势，一方面，因其佩戴时仅局限于口腔前庭，与其他活动矫治器相比，对语音干扰小，更适合全天佩戴，患者配合难度相对较低，因此，对尚在乳牙列的前牙反𬌗小患者也具有良好的疗效；另一方面，FR-Ⅲ型矫治器不依赖于牙齿固位，戴用期间不影响乳恒牙列的替换，对患者就诊时机的要求相对放宽，有利于患者反𬌗的及时干预，还可作为Ⅲ类患者早期矫治后的保持器。

与此同时，FR-Ⅲ型矫治器的劣势也值得注意：由于是黏膜支持式矫治器，其工作模不仅要清晰反映全牙列、牙槽突，还需注意唇颊舌系带、前庭沟及对应的黏膜缓冲区，对印模制取的要求较高，制作工艺相对复杂；FR-Ⅲ型矫治器体积大、易折断，需嘱患者及家长非佩戴时注意保管；另外，此矫治器对于口裂较小的患者佩戴较为困难。

初戴时切勿过多调磨矫治器，应给予黏膜组织一定的反应时间，复诊时再精准调磨修改。戴用时长可根据患者配合程度循序渐进，矫治阶段每天至少戴用12小时，建议全天戴用。前牙反𬌗一般在治疗3～6个月后解除，此时去除上颌𬌗支托使磨牙建𬌗，一般在1年左右可结束治疗。

四、固定功能性矫治器

固定功能性矫治器

（一）Herbst矫治器简介

固定功能性矫治器是一类将矫治器固定于牙列、患者不能任意摘戴的功能矫形装置。其设计思想源于1905年，由德国学者Emil Herbst在柏林国际口腔科会议上最早提出，故现代常称其为Herbst矫治器。在1953年，Herbst发表系列文章介绍该矫治器后一度被人淡忘，直到1979年，瑞典学者Hans Pancrz向正畸学界重新介绍推广该矫治器，因其不依赖患者配合、临床效率高等特点，成为临床早期矫治下颌后缩畸形的常用装置之一。

（二）Herbst矫治器的结构及设计原理

Herbst矫治器（图3-3-6）的结构和设计原理在其命名上便能体现一二，当初该矫治器的德文名字为"Okklusion-sscharnier"或"Retentionsscharnier"，其中"Scharnier"的意思是"关节"，"Okklusion"意为咬合，而增加"Retention"一词，是因为该矫治器的上部可以用作上颌扩弓的保持器，这也体现了Herbst医生在当时即具有如快速腭骨扩张等我们至今仍在不断探索的理念。正如对其原始名字的关键词提取，"咬合、保持、关节"，Herbst矫治器其实就是一个改变患者咬合位的人工关节装置。

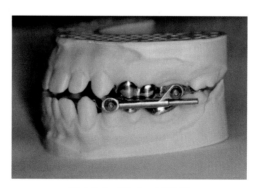

图3-3-6　Herbst矫治器

Herbst矫治器的组成结构如图3-3-7所示，由金属套管、活塞插杆、螺丝和轴座组成。在临床上，根据患者下颌前伸程度（一般为前牙对刃位），决定套管长度，插杆长度与之适配。由固位螺丝将套管和插杆固定在轴座上。轴座通常焊在支抗部分的带环侧，从而使上下颌之间形成人工关节，使下颌在前伸位进行开闭口运动和一定的侧方运动。

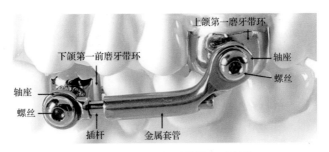

图 3-3-7　Herbst 矫治器的组成结构

　　支抗部分为上下颌第一磨牙和第一前磨牙的带环以及对应的连接装置(图 3-3-8)。为了稳固,第一磨牙与第一前磨牙间一般用焊钢丝连接,上颌第一磨牙间则置横腭杆,下颌第一前磨牙间放舌侧丝。如果下颌导向前上颌宽度不足,需要扩弓,可用螺旋扩弓器代替横腭杆。

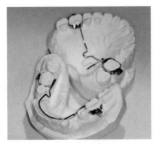
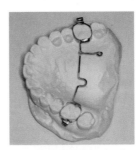

(A) 改良式横腭杆(一)　　　　　　(B) 改良式横腭杆（二）

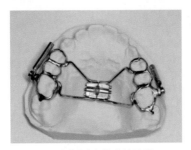

(C) 上颌牙支持式扩弓器

图 3-3-8　Herbst 矫治器的不同连接装置

　　Herbst 矫治器自诞生以来,其支抗系统几经更新,因此也演变出不同的类型。最早提出的 Herbst 矫治器是不锈钢带环式,但因其不适用于某些混合牙列期患者,且带环易折断、对下颌前磨牙有压低副作用等问题,后来又发展出金属铸造连冠式和塑料夹板式Herbst 矫治器,目前金属铸造连冠式在临床使用最多。

　　Herbst 矫治器的矫治原理是:通过此"人工关节"将患者下颌导向前,使其保持上下咬合于前伸𬌗位,并在此𬌗位上进行功能运动,同时,利用咀嚼运动所产生的强大功能力,以及全天佩戴、矫治力持续、可结合固定综合矫治等优点,刺激发育中患者髁突的生长发育,较为高效地使下颌进行功能性前伸移位以及咬合关系的重建,从而矫治因下颌后缩产生的Ⅱ类畸形。

（三）Herbst 矫治器的临床应用

由于 Herbst 矫治器的治疗原理涉及髁突改建及咬合重建，该矫治器更适用于青春快速发育期的安氏Ⅱ类下颌后缩患者。如患者同时存在上颌前突畸形，可视情况联合使用头帽—口外弓装置；因其具有固定于牙列的特性，不依赖患者的主动配合，且能 24 小时戴用，更适用于不能合作戴用活动功能矫治器的患者，以及部分生长发育相对晚期、生长潜力小的患者。

Herbst 矫治器进行咬合重建时，应注意下颌前伸量不宜过大，覆盖过大者可进行分步前导，切牙垂直向打开 1～2mm 即可。初戴时患者因下颌被迫前伸，常不适应，咀嚼困难，咀嚼肌及颞下颌关节区可存在暂时性肌肉轻触痛及关节弹响，需做好医患沟通，嘱患者进软食。

Herbst 矫治器初戴后 1 周可复诊及时反馈，后常规一个月复诊一次，一般戴用 6～8 个月后，磨牙可达到中性或中性偏近中关系，后牙建𬌗，上下颌骨矢状向关系更为协调，下颌后缩面型改善，此时可停止使用 Herbst 矫治器，配合肌激动器再保持半年至一年。

（四）其他固定功能矫治器

基于 Herbst 矫治器的设计思想，现代诞生了很多类似的更为简化、方便适用的成品化下颌前伸矫治器，如 Jasper Jumper 矫治器（Jasper Jumper appliance）、Forsus 矫治器（Forsus appliance）、SUS2 矫治器（Sabbagh Universal Spring appliance）、MARA 矫治器（mandibular anterior repositioning appliance）等。

主要改进特点是成品化组装，能与固定矫治器同时使用，能产生导下颌向前的更为持续的轻力，从而进一步提高临床效率。

参考文献

［1］ Clark W J. Twin block functional therapy：Applications in dentofacial orthopaedics ［M］. 2th ed. London：Mosby，2002.

［2］ Clark W. Design and management of twin blocks：Reflections after 30 years of clinical use［J］. Journal of Orthodontics，2010，37：209-216.

［3］ Graber L W，Vanarsdall Jr R L，Vig K W L，等. 口腔正畸学：现代原理与技术［M］. 6 版. 王林，主译. 南京：江苏凤凰科学技术出版社，2018.

［4］ Proffit W R，Fields H W，Sarver D M. 当代口腔正畸学［M］. 5 版. 王林，主译. 北京：人民军医出版社，2014.

［5］ 赵志河. 口腔正畸学［M］. 7 版. 北京：人民卫生出版社，2020.

第四章　固定矫治技术

第一节　方丝弓矫治技术

一、方丝弓矫治器与三个序列弯曲

方丝弓矫治器与
三个序列弯曲

(一)方丝弓矫治技术介绍

方丝弓矫治器(edgewise appliance)是 Angle 医师经过多年的钻研和尝试于 1928 年推出的正畸矫治装置。这种矫治器的托槽沟为长方形(图 4-1-1),早期的矫正弓丝多为矩形,主要特点是能控制牙齿在不同方向上的运动。20 世纪 40 年代初,Tweed 在 Angle 的方丝弓技术的基础上加以改革,提出了 Tweed 方丝弓技术。我国于 20 世纪 80 年代初开始引进该项矫正技术。

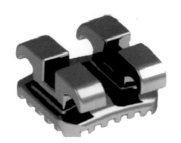
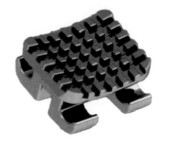

(A) 托槽正面　　　　　　　　　　　(B) 托槽底板

图 4-1-1　方丝弓托槽形态

(二)方丝弓矫治器

正常的牙弓具有一定的形态,每个牙齿在牙弓中有特定的位置(包括近远中向、唇舌向和龈𬌗向),因此需将矫治弓丝预先弯制成标准形态,以利于对错𬌗畸形的矫治。方丝弓矫治技术在弓丝上制作三个序列弯曲。

第一序列弯曲(first order bend)：水平方向。

第二序列弯曲(second order bend)：垂直方向。

第三序列弯曲(third order bend)：转矩。

（三）第一序列弯曲——水平向

如图 4-1-2 所示，第一序列弯曲是指在矫治弓丝上做水平向的弯曲，用于牙齿水平向的移动。第一序列弯曲主要有以下两种基本类型：内收弯(inset)，所成弯曲的弧度向内凹；外展弯(offset)，所成弯曲的弧度向外凸。上颌矫治弓丝的第一序列弯曲包括中切牙与侧切牙之间的内收弯、侧切牙与尖牙之间的外展弯和第二双尖牙与第一恒磨牙间的外展弯，并在弓丝插入颊面管的部位舌向弯曲。下颌矫治弓丝的第一序列弯曲包括在侧切牙与尖牙间的外展弯、第一双尖牙近中面后移 0.5mm 处的外展弯及第二双尖牙与第一恒磨牙邻接点后移 1mm 处的外展弯。弓丝末端也需做舌向弯曲。

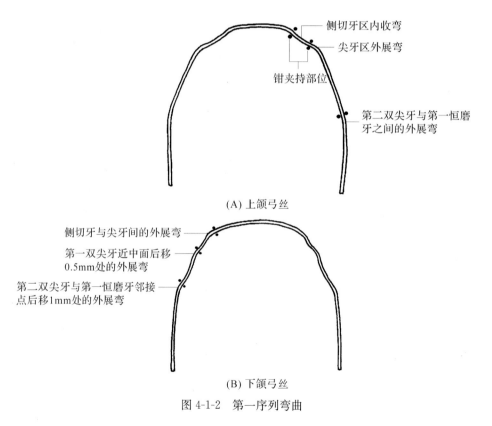

(A) 上颌弓丝

(B) 下颌弓丝

图 4-1-2　第一序列弯曲

（四）第二序列弯曲——垂直向

如图 4-1-3 所示，第二序列弯曲用于牙弓中牙齿垂直向的移动。这类弯曲既可使牙升高或压低，也可使牙前倾或后倾。后倾弯可使后牙升高，前牙压入，同时可防止支抗牙前倾，常置于第一、第二双尖牙和第一磨牙的部位，常规应用在前牙深覆𬌗及需要增强后牙支抗的病例。前倾弯可用于压入后牙，伸长前牙，故常用于前牙开𬌗的病例。

前牙轴倾弯只用于上前牙,正常上前牙有一定的轴倾度,而且侧切牙轴倾度略大于中切牙。

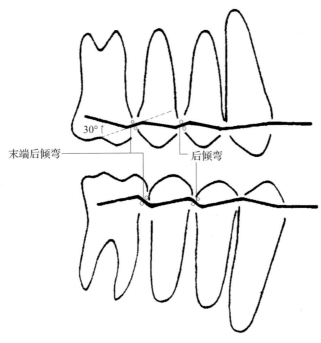

图 4-1-3　第二序列弯曲

(五)第三序列弯曲——转矩

第三序列弯曲只能在方丝上完成。这类弯曲是在方丝上做转矩(torque),产生转矩力,使牙做唇舌向的移动(控根移动)。转矩可分为根舌向转矩及根唇向转矩。根舌向转矩可使牙根舌向移动和牙冠唇向移动;根唇向转矩的作用与上述相反。如图 4-1-4 所示,第三序列弯曲是方丝弓矫正器中的一个重要特征,是对牙齿进行控根移动的关键所在。

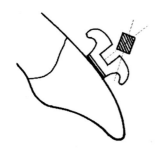 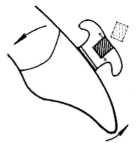

(A) 带第三序列弯曲的方丝横截面（未入槽）　　　(B) 带第三序列弯曲的方丝横截面（入槽后）

图 4-1-4　第三序列弯曲

二、方丝弓矫治技术的步骤与治疗原则

方丝弓矫治技术的
步骤与治疗原则

（一）第一阶段：排齐和整平牙列

排齐是指水平方向上矫治错位的牙齿（包括颊舌向、近远中向和扭转错位等），形成正常的牙弓形态。整平指的是在垂直方向上矫正牙齿的高低和牙弓不正常的殆曲线。排齐和整平常同时开始，有时整平牙弓所需时间较长，对一些严重的深覆殆或开殆病例，整平的过程应贯穿矫治的始终。只有经过排齐和整平后方可进入第二阶段。矫治弓丝的使用应遵循"从软到硬、从细到粗、从圆到方"的原则。在排齐整平阶段一般使用0.014英寸或0.016英寸的较细圆镍钛丝；关闭间隙、内收前牙时使用方丝；麻花丝用于排齐或舌侧保持丝。

排齐牙齿的原理是利用弓丝形变产生的回复力作用于牙齿使其移动，同时利用牙齿相互作用（即相互支抗）而使拥挤的牙齿散开。如图4-1-5所示，对于严重拥挤的病例，应先扩展拥挤处的间隙再行排齐。开大螺旋簧远移尖牙，弓丝末端应在紧靠颊面管后端处回弯，以控制牙弓长度，利用拔牙间隙来解除前牙拥挤。轻度的扭转可通过将高弹性弓丝结扎入槽来矫正。较严重的扭转错位可在牙的舌侧放置舌侧扣，通过交互牵引来纠正。这时应用较粗的不锈钢丝，且在错位牙的邻牙处弯制阻挡曲。牙弓初步排齐后应换较粗的镍钛丝或不锈钢丝，使用不锈钢丝时对牙弓形态要求较高，在标准方丝弓技术中需要在磨牙和尖牙近中做外展弯，并根据牙齿轻微错位的情况弯制相应的内收弯、外展弯等。

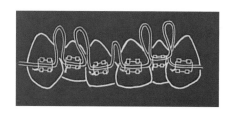
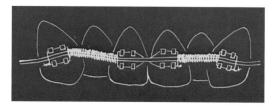

（A）垂直开大曲扩展间隙　　　　　　　　（B）镍钛推簧扩展间隙

图4-1-5　排齐阶段（对于严重拥挤病例应先扩展间隙）

如图4-1-6所示，整平牙列可通过以下措施：①切牙压入。对于前牙段齿槽过长或下颌平面角较大而生长发育已停止的深覆殆患者，整平应以压低前牙为主。②后牙伸长。对于后牙段齿槽过低或下颌平面角较小的深覆殆患者，则以升高后牙为主。整平牙列常用到以下器材：

1.摇椅形唇弓

上颌唇弓用加大的Spee曲线唇弓，下颌则用反Spee曲线唇弓。通过压低前牙和升高后牙来整平殆曲线。此方法适用于一般的患者，但不适用于下颌平面角较大而生长发育已基本停止的患者。

2.平面导板

平面导板主要通过后牙升高来配合方丝弓矫正器共同整平殆曲线。平面导板适用于下颌平面角较低的病例。

3.多用唇弓

多用唇弓绕开尖牙和双尖牙,仅与第一磨牙和四个切牙发生作用,对前牙施加压入力,只要使用得当,前牙压低和后牙升高的比值大于摇椅形唇弓。多用唇弓适用于下颌平面角较大的病例。

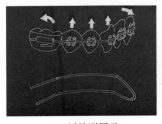 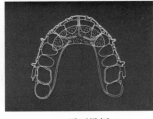 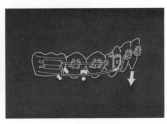

(A) 摇椅形唇弓　　　　　　　(B) 平面导板　　　　　　　(C) 多用唇弓

图 4-1-6　用摇椅形唇弓(A)、平面导板(B)、多用唇弓(C)来实现牙列的整平

(二)第二阶段:调整中线、关闭拔牙间隙和矫治磨牙关系

在第二阶段通过前牙的适度内收及上下颌前、后牙齿移动的协调配合,获得正常的覆𬌗、覆盖和磨牙的关系,同时减少牙弓凸度,改善软组织侧貌。这一阶段是矫治过程的关键,使用较大的牵引力移动尖牙及关闭间隙,同时开始使用转矩力对前牙进行控根移动,应控制好前、后牙移动的比例以及牙齿移动后的正常位置。若在矫治力与支抗之间设计不当,则会出现支抗牙前移过度、倾斜、扭转、矫治间隙不足、𬌗关系紊乱等失误,影响矫治效果,甚至失败。要获得最终满意的间隙关闭效果,从一开始就应在磨牙及中线关系的改正中控制拔牙间隙前后牙的相对移动量,要达到此点的关键是支抗的设计。在关闭间隙过程中,要适时地使用颌间牵引或控制后牙的前移量,矫治磨牙关系至中性。

1.关闭拔牙间隙

常用一步法和两步法关闭拔牙间隙。一步法:在方丝上应用关闭曲一次完成6个前牙的后移和控根,前后牙移动的比例约为1:1。两步法:先在圆丝上用滑动法整体后移尖牙,再使用方丝利用关闭曲完成4个切牙的后移和控根。两步法前牙后移较后牙前移稍多,前后牙移动的比例为3:2。

如图 4-1-7 所示,用于关闭间隙的方丝应选择 0.018 英寸×0.025 英寸或 0.019英寸×0.025 英寸的不锈钢方丝。关闭曲应靠近间隙近中牙齿托槽的远中部位。选择产生力值较柔和的"T"形曲作为关闭曲。此期牙齿移动量较大,而且以组牙移动方式为主。关键要控制好前后牙支抗的分配比例,促进有利的牙齿移动,避免不利的牙齿移动。远中移动尖牙一般采用弹力牵引,使尖牙在弓丝上滑动。应注意在牵引前需完全排齐和整平牙弓,选用较粗的不锈钢圆丝或方丝作为稳定弓丝,牵引力不宜过大(以 80~120g 为宜),牵引位置尽量靠近龈向,防止上下颌尖牙的咬合干扰等。

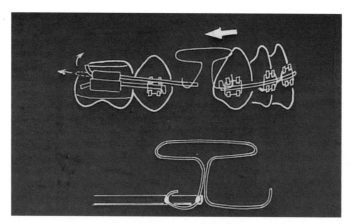

图 4-1-7　用"T"形曲来关闭拔牙间隙

2.矫正磨牙关系

生长改型：对于处于生长发育期的青少年可以使用口外力改变颌骨的生长发育，以达到调整磨牙关系的目的。Ⅱ类错𬌗患者采用头帽—口外弓抑制上颌发育；Ⅲ类错𬌗患者通过前方牵引促进上颌发育，抑制下颌发育。

通过关闭间隙时上下颌前后牙齿的差移动来调整磨牙关系（图 4-1-8）：Ⅱ类错𬌗病例应该增大上颌前牙后移，减少后牙前移，增大下颌后牙前移，减少前牙后移；对于Ⅲ类错𬌗病例则采取相反的措施。

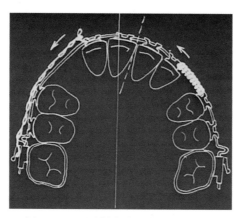

图 4-1-8　通过颌内非对称力调整中线

通过颌间牵引来矫正磨牙关系：在关闭拔牙间隙的同时使用颌间牵引，能有助于磨牙关系的调整。Ⅱ类牵引能远中移动上前牙，近中移动下后牙，有助于改善磨牙远中关系。Ⅲ类牵引能远中移动下前牙，近中移动上后牙，有利于改善磨牙近中关系。

（三）第三阶段：咬合关系的精细调整

第二阶段治疗结束后，牙冠已经排齐，拔牙间隙关闭。在此阶段需进一步精细调整上下牙列的咬合关系。此阶段的治疗内容和目标包括：确定切牙的正确转矩；拔牙区两侧牙齿的根平行；确定正确的牙齿邻面接触关系；牙齿大小不调的处理；中线不正的矫

治;牙弓宽度的调整;牙弓间垂直关系的过矫正(图4-1-9);牙弓间矢状关系的过矫正和牙
𬌗关系的最后确立。

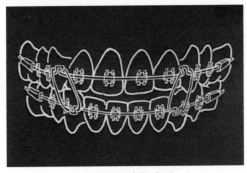
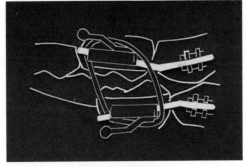

(A) 双侧尖牙颌间牵引　　　　　　　　　　(B) 磨牙颌间牵引

图 4-1-9　通过颌间牵引调整垂直向关系

(四)第四阶段:矫治后的保持

方丝弓矫正器去除后应进行保持,可采用的方法包括活动保持器和固定保持器。活
动保持器常用压膜保持器、Hawley 保持器(图 4-1-10)。固定保持器的作用是固定唇弓
或舌弓,可长期保持,一般多用于下颌前牙区。

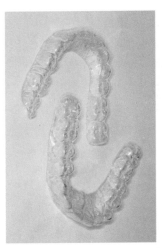
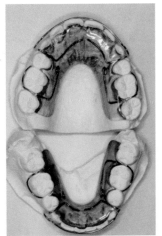

(A) 压膜保持器　　　　　　　　　(B) Hawley保持器

图 4-1-10　临床上常用的保持器

保持时间根据患者年龄、错𬌗种类和程度、矫治方法和矫治持续时间等因素不同而
有较大差别,一般至少应保持 1.5 年,成人保持时间相应延长。方丝弓矫正技术从矫治
设计到保持结束是一个连续的过程,在临床工作中应重视矫治过程的每一个环节,并在
其中不断探索和实践,从中总结经验和教训,使矫治水平不断提高。另外,任何一种矫治
技术都不是孤立存在的,临床医师应该将不同技术融会贯通,灵活掌握,从而使矫正后患
者的牙齿达到功能与形态的统一并保持长期的稳定。

三、经典方丝弓矫治技术

（一）Tweed-Merrifield 定向力技术的发展历史

经典方丝弓矫治技术
Tweed-Merrifield 定向力系统

Tweed-Merrifield 定向力（简称 T-M 定向力）技术和理论已发展了 50 余年。所谓的定向力矫治系统，是指所有的矫治力都应该引导患者的牙列和颌骨产生治疗所需要的反应，避免其产生副作用。为了理解 T-M 定向力和经典方丝弓矫治器应用之间的内在联系，须回到"现代正畸之父"Edward H. Angle 时代。Angle 提出 Edgewise 矫治和促进骨生长以提供牙齿所需空间的理论。1928 年，一位名叫 Charles Tweed 的人帮助 Angle 完善了方丝弓矫治器的设计和应用。Tweed 帮助 Angle 完成了一篇关于方丝弓矫治器的论文，刊登在 *Dental Cosmos* 杂志上。同时，在 Angle 的指导和鼓励下，Tweed 取得了美国亚利桑那州颁发的正畸专业医师资格证书，并取得了行医执照。Tweed 在开业的头五年严格遵循 Angle 的理论，后来由于两个原因使他对 Angle 的诊断和治疗方法产生了异议：治疗后的面型和牙列不稳定。Tweed 开始研究一些失败的和少数成功的病例，他发现具有满意的面部平衡和协调的患者，其下中切牙—眶耳平面角（frankfort mandibular incisor plane angle，FMIA）为 65°～68°，这就使下颌切牙必须直立于基骨中。他通过对以前失败的病例进行再治疗，在拔除第一前磨牙矫治后获得了令人满意的面型。Tweed 认为通过仔细的拔牙设计可以将下颌切牙直立，达到面部平衡和稳定的目标，并提出下中切牙—眶耳平面角为 65° 是建立良好面型的重要条件。Tweed 写道："应预测治疗结果，而不是对结果的总结，为此诞生了面部诊断三角。"在头影测量分析法中，Tweed 分析法主要测量由眶耳平面、下颌平面与下中切牙长轴所组成的三个角，为矫治设计提供依据，并估计矫治的预后（图 4-1-11）。Tweed 的基本理念可概括为：对面部美观浓厚和持久的兴趣；仔细制订拔牙计划，明确牙列前限，以达到预定目标；矫治器的精细调整；充足的支抗预备。使患者具有平衡和稳定面型的愿望促使 Tweed 发展了他的矫治理论。

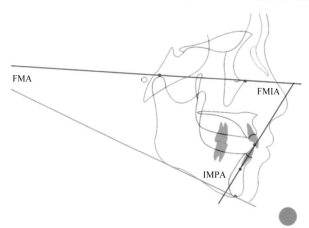

FMIA：下中切牙—眶耳平面角（frankfort mandibular incisor plane angle）；IMPA：下中切牙—下颌平面角（incisor mandibular plane angle）；FMA：下颌平面角（frankfort-mandibular plane angle）

图 4-1-11　Tweed 分析法

Tweed-Merrifield 理论在此后 25 年被推广普及,包含所有牙列测量的概念、下面部测量的诊断概念、治疗过程中牙齿方向控制概念、顺序牙齿移动、有序的下颌支抗预备。Tweed-Merrifield 技术的基本目标是:①使牙齿位置与排列达到最大限度的稳定和美观;②使牙齿位置与排列达到最大限度的功能效果;③使牙齿位置和排列达到最大限度的牙、颌骨、关节和周围软组织健康;④使牙齿位置与排列达到最大限度的面部平衡和协调;⑤通过正畸治疗使未成年患者的牙齿位置与排列适应正常的生长发育和最大限度的补偿生长发育的不足;⑥使牙齿的位置和排列与周围组织尽可能协调(这只有在前五个目标完成后方可实现)。

(二)治疗特点

T-M 定向力矫治技术的特点包括:①提出了牙列范围的基本概念:前界、后界、侧界和垂直界。②使用顺序性的定向力,即运用一组控制方向的力系统来精确地把牙齿矫治到上下牙弓和牙齿周围环境最为协调的位置。③有效的垂直向控制,即运用头帽 J 钩通过磨牙备抗及前牙高位牵引来进行垂直向控制。

(三)治疗程序

如图 4-1-12 所示,治疗过程可以分为四个阶段。

(1)牙列准备阶段:此阶段的治疗目标是为牙列的矫治做好准备,具体包括:牙列整平;扭转牙的矫正;尖牙远中移动,同时对切牙进行初步的控制;直立末端磨牙,做好初步的支抗预备。

(2)牙列矫正阶段:对于下颌牙列,应将下颌切牙直立至理想的位置,关闭拔牙间隙,并进行支抗预备。对于上颌牙列,需改善前牙前突,关闭拔牙间隙,矫正深覆𬌗、深覆盖,维持后牙位置的稳定。以上两个阶段的治疗,作用于上、下颌牙弓的力系统是相互独立的。

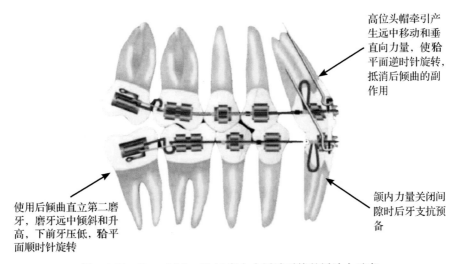

高位头帽牵引产生远中移动和垂直向力量,使𬌗平面逆时针旋转,抵消后倾曲的副作用

使用后倾曲直立第二磨牙,磨牙远中倾斜和升高,下前牙压低,𬌗平面顺时针旋转

颌内力量关闭间隙时后牙支抗预备

图 4-1-12　Tweed-Merrifield 定向力矫治系统的矫治力示意

（3）矫治完成阶段：上述治疗目标达到后，就可以进行一些精细和微小的调整，具体包括：间隙的最终关闭，牙齿的最终定位和控制，尖牙咬合关系的完善，前牙的美学排列，过矫正目标的实现以及固定矫治器的分次拆除。

（4）保持恢复阶段：由于牙列的功能和肌肉的活动使牙列从过矫正状态恢复至稳定状态。

第二节 弓丝弯制与标准弓形

一、常用弓丝材料与弯制工具

常用弓丝材料与
弯制工具认知

（一）正畸弓丝的评价指标

随着口腔材料学的不断发展，正畸弓丝的发展也是日新月异。除了传统的不锈钢丝，20世纪70年代后出现了镍钛合金丝、β-钛合金丝等不同属性的弓丝。为了在临床工作中能够更合理地选择弓丝，我们需要掌握不同正畸弓丝材料的性质与特点。

评价弓丝性质的指标主要包括机械性能和生物性能两方面。机械性能是指弓丝力学性能，包括弓丝的截面及尺寸、弹性模量、热处理、形状记忆合金的相变温度以及摩擦力等。生物性能主要指弓丝在腐蚀过程中释放的离子对生物体的影响。

1. 机械性能

（1）弓丝的截面及尺寸：正畸弓丝根据截面可以分成圆丝和方丝。对于圆丝来说，尺寸是指截面的最大径；对于方丝来说，尺寸是指截面的长和宽，一般都用英制单位表示。

（2）弹性模量：是指在无限受压的情况下，应力与应变之间的比值。确切地说，弹性模量反映物体在受力方向上的力学性质，是反映物体对弹性形变的抵抗能力的物理量。

（3）相变温度：指引发马氏体开始相变的温度范围。形状记忆合金是一种能够记忆原有形状的智能材料。当合金在低于相变温度时受到一有限的塑性形变后，可由加热的方式使其恢复到变形前的原始形状。马氏体和奥氏体之间的相变，是形状记忆合金的重要特征。临床利用镍钛丝的形态记忆效应，在口腔温度下完成由马氏体向奥氏体的转变。

2. 生物性能

（1）耐腐蚀性：任何合金都存在不同金属间电位差的问题，都会有电化学腐蚀的可能。腐蚀会导致金属离子进入周围机体组织，刺激组织，影响机体的新陈代谢。

（2）生物相容性：金属材料的抗蚀性及其合金组成是决定其生物相容性的两大因素。耐腐蚀性越好的弓丝，其生物毒性或引起过敏的可能性也越小。

（二）临床常用的正畸弓丝

临床上常用的正畸弓丝有不锈钢弓丝、镍钛合金丝、β-钛合金丝以及澳丝等。本节将分别从力学性能、临床特点以及临床策略等方面依次介绍。

1. 不锈钢弓丝

不锈钢弓丝(stainless steel wire，SS)具有较大的弹性模量，而它的优点是有较好的弯制性能，耐腐蚀。在临床使用中，因为它强度和硬度较大，对牙齿的控制强，适用于矫治中期移动牙齿、矫治后期调整咬合，以及矫治末期固定牙弓形态。

2. 镍钛丝

镍钛丝(nickel-titanium wire，NiTi)是目前研究最热的弓丝材料，它最重要的特点就是具有超弹性和形状记忆效应。在临床上，因为其柔软，有形状记忆效应，适用于矫治初期纠正牙齿错位。

镍钛丝的发展历史如下：

(1)第一代：不具有超弹性、弹性模量较不锈钢丝低，应力应变接近直线。

(2)第二代：具有拟弹性，也属于超弹性的一种；但是如果牙齿移位较大，不能选择一次性将弓丝入槽，否则会产生过大的矫治力。

(3)第三代：具有超弹性，对于移位较大的牙齿，可以选择一次性结扎入槽。

(4)第四代：具有温度引导相变性质，也称为热激活镍钛，对复杂拥挤的排齐，使用相变温度低于体温的镍钛丝。

3. β-钛合金丝

β-钛合金丝(beta-titanium wire，β-Ti)也称为 TMA 丝。从力学性能上来说，它只有不锈钢一半的弹性模量。β-Ti 的优点是具有良好的弯制性能，并能保持永久形变。在临床使用中，β-Ti 能产生合适的矫治力，可以在一根弓丝上同时进行整平、旋转、关闭间隙等多种牙齿移动。

4. 澳丝

澳丝(Australian wire)最初大量应用于 Begg 矫治技术。澳丝比不锈钢弓丝的硬度小、弹性好，但是比镍钛丝的硬度大、弹性差。当不需要控制转矩关闭间隙时，使用澳丝较使用方丝的摩擦力要小，关闭间隙中用的力量更小。

弓丝的选择是一个对矫治理念、矫治力、矫治步骤综合考虑的结果。弓丝产生矫治力的大小与矫治器也密切相关。托槽的大小，结扎还是自锁，都会对弓丝力量的表达产生很大的影响。临床医生需要在熟悉各种弓丝性质的基础上，综合考虑矫治需要的力与方向，最终选择出效率最高的弓丝。

(三)临床弓丝弯制常用的工具

固定矫治中常用的弓丝弯制和操作工具如下。

(1)方丝弓成形器(arch former)：用于方丝的弓形弯制(图 4-2-1)。

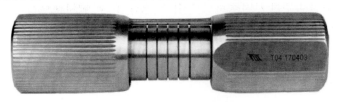

图 4-2-1　方丝弓成形器

（2）细丝弯制钳（light wire plier）：在固定矫治中最为常用，其喙缘细长，一方一圆，方头为 1mm 正方形，圆头直径为 1mm，可用于弯制不同弧度的精细弯曲（图 4-2-2）。

（3）Tweed 弯曲梯形钳（Tweed loop forming plier）：钳喙一端为圆形设计，直径为 1mm，另一端为内表面有凹形槽的圆喙，其喙缘端宽 2mm。Tweed 弯曲梯形钳可以弯制欧米茄曲、闭合曲等（图 4-2-3）。

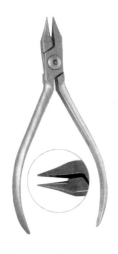 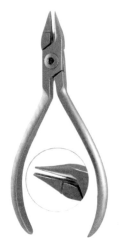

图 4-2-2　细丝弯制钳　　　　　　　图 4-2-3　Tweed 弯曲梯形钳

（4）Kim 钳（Kim plier）：主要用于多曲方丝弓的弯制（图 4-2-4）。

（5）转矩成形钳（Tweed arch bending plier）：喙缘宽度 1.0～1.3mm，可用于正畸圆丝的弓形弯制，第一序列弯曲等各种曲的弯制及调整和检查（图 4-2-5）。在方丝上可用一把或两把转矩成形钳进行转矩的弯制。

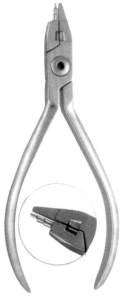 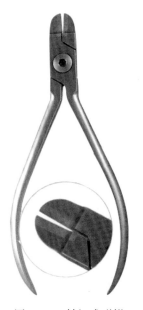

图 4-2-4　Kim 钳　　　　　　　　　图 4-2-5　转矩成形钳

（6）末端切断钳（safety hold distal end cutter）：用于在口内切断过长的弓丝末端，而且切断的弓丝不会弹向口腔黏膜，而是被留在喙缘上，更好地保护了患者（图4-2-6）。

（7）末端回弯钳（cinch back plier）：用于弓丝末端回弯（图4-2-7）。

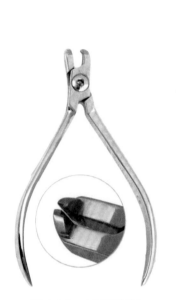

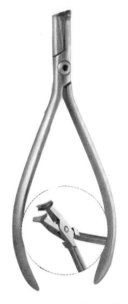

图4-2-6　末端切断钳　　　　　图4-2-7　末端回弯钳

其余常用的器械还有去托槽钳、带环去除钳、牵引钩钳、分牙圈钳、结扎丝切断钳等。

二、标准弓形及弯制方法

上下颌标准
弓形的弯制

（一）理想弓形及标准弓形

弓形，顾名思义，是指牙弓的形态。一般地，我们将牙弓的形态分为尖圆（pointed round）、方圆（round square）和卵圆（oval）三种（图4-2-8）。在临床上，弓丝形态应与牙弓形态相匹配。

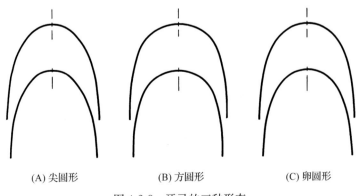

(A) 尖圆形　　　　　　(B) 方圆形　　　　　　(C) 卵圆形

图4-2-8　牙弓的三种形态

在正畸学的发展历史中，对于牙弓形态的讨论从未停止。我们对有关历史文献进行回顾后发现，主要有以下三种理论：第一种是对理想弓形的探求（Bonwill-Hawley，Caternary-Curve，Brader 弓形等）；第二种则是与之对立的观点，认为人类的牙弓形态有多种变化；第三种理论是当患者的牙弓形态被明显改变后，复发的可能性也增加了。

1. 早期对于理想弓形的 3 个假设

（1）所有的理想牙弓具有统一的形态。

（2）所有的理想弓形都能用几何曲线或数学公式表示出来。

（3）所有的理想弓形都是对称的。

而学者们也一直试图找到统一的理想弓形来描绘千差万别的牙弓形态。

2. 经典的理想弓形

（1）Bonwill-Hawley 图：Bonwill 提出，以双侧髁突连线与髁突至中切牙切缘中点连线构成的等腰三角形来确定弓形。Hawley 在其基础上提出，4 颗前牙的宽度之和决定弓形前部圆弧的半径和弧长，由它构成的等腰三角形也决定了后部两侧线段的走向，即Bonwill-Hawley 图（图 4-2-9）。其特点是代表第二、第三磨牙位置的线段要稍向中线转折。

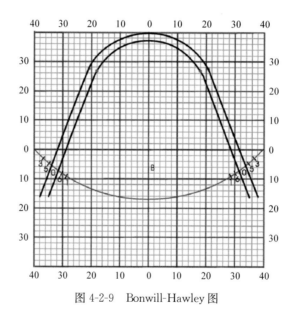

图 4-2-9　Bonwill-Hawley 图

（2）Catenary 曲线：Catenary 曲线是一段链条两端固定后自然下垂形成的曲线。链的长度和两点间距离决定曲线的形状。两点为两侧第一恒磨牙时，曲线能拟合大多数个体第一恒磨牙前的牙弓形状。

（3）Brader 弓形：肌力平衡理论认为，牙齿位置和牙弓形态取决于舌肌力与口周肌力的平衡。另一个描述标准牙弓形态的方法是 Brader 提出的 Brader 弓。Brader 弓是三焦椭圆的一部分，在前牙段弓形上与悬垂曲线很接近，前磨牙段稍比悬垂曲线宽，但在后牙段更贴近自然弓形。虽然还有其他的数学模拟弓形，但正畸学通用的牙弓形态以悬垂曲线及 Brader 弓为主。

（4）Vari-Simplex 弓形：最早由 Alexander 提出。其特点是尖牙及前磨牙区较宽，而磨牙区较窄，因此易产生尖牙和前磨牙区的扩弓作用，不利于维持尖牙间宽度。

（5）Tru-arch 弓形：Roth 将弓形分为大、中、小三号，各号形状一致。其特点是前部牙弓弧形有意加宽，在前磨牙区最宽。后牙区更加缩窄是其与其他弓形最大的差别，每侧可差 3mm 左右。

3. 牙弓与骨弓

弓形分析涉及四个因素，分别是前牙弧度、尖牙间宽度、后牙段弧度和磨牙间宽度。前牙弧度主要由尖牙间宽度决定；尖牙间宽度小者前牙弧度较尖，尖牙间宽度大者前牙弧度较宽。文献表明，尖牙间宽度是弓形选择中最主要的考察因素。

牙弓形态对于正畸诊断和方案设计十分重要，其治疗后的稳定是正畸医师追求的目标。目前普遍认为，牙弓形态与骨弓形态密切相关。

1925 年，Lundstrom 提出根尖基骨（apical base）理论，指出遗传是基骨形态的主要决定因素，因此牙弓形态的改变是有限度的，过量扩弓不仅不利于治疗的稳定，还会导致骨开裂等不良后果。

2000 年，基于遗传主导的理论基础，Andrews 提出了 WALA 嵴，即附着龈与牙槽黏膜交界软组织带上最凸点，它和牙旋转中心处于同一平面，并以此为参考标志对牙弓和基骨宽度之间的相关性作了定量分析，结论适用于 90% 的患者。

4. 弓形的临床运用

在临床上，在矫治初期，建议选用与患者牙弓形态相匹配的标准卵圆、方圆或尖圆弓形。在镍钛丝充分排齐后，牙弓在颊舌肌作用下建立新的平衡。在矫治末期，不锈钢工作丝阶段，我们需要弯制个性化弓形。细微调改下颌弓丝使之与下牙弓形态相匹配，尤其注意与下尖牙区宽度的匹配；细微调改上颌弓丝，使之与下颌弓丝形态相匹配，均匀增宽 2～3mm（图 4-2-10）。

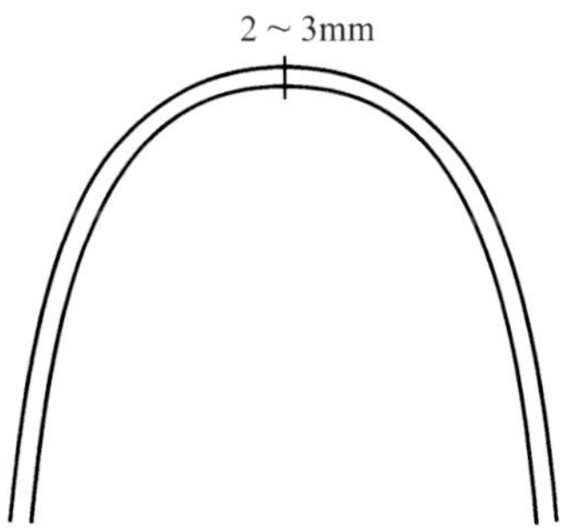

（二）标准弓形的弯制方法

以下以 0.017 英寸×0.025 英寸方丝为例。

（1）将 0.017 英寸×0.025 英寸方丝放入方丝弓成形器上相应的 0.017 英寸槽沟内，方丝两侧的长度要一致（图 4-2-11）。

2～3mm

图 4-2-10　上下弓形匹配

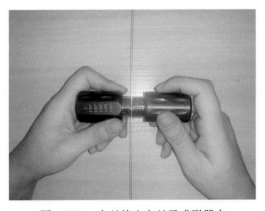

图 4-2-11　方丝放入方丝弓成形器中

（2）左手拇指压住同侧成形器近心侧的弓丝（图4-2-12）。

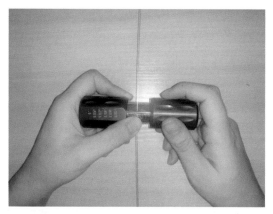

图4-2-12　左手拇指压住同侧成形器近心侧的弓丝

（3）右手握住方丝弓成形器带动力轴的一端，向远心侧旋转（图4-2-13）。

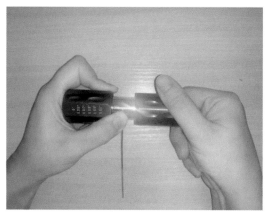

图4-2-13　右手握住方丝弓成形器带动力轴的一端，向远心侧旋转

（4）旋转成形器约90°，使两侧弓丝形成交叉（图4-2-14）。

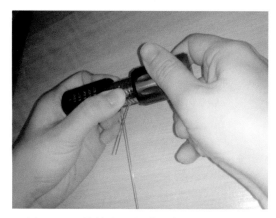

图4-2-14　旋转成形器，使两侧弓丝形成交叉

(5)将动力轴转返回弓丝中点后用左手拇指压住成形器远心侧的方丝(图 4-2-15)。

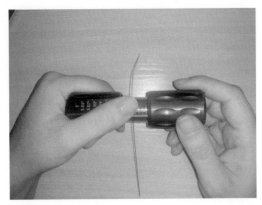

图 4-2-15　将动力轴转返回弓丝中点后用左手拇指压住成形器远心侧的方丝

(6)右手握住弓丝成形器,动力轴反方向旋转约 90°,交叉至两侧形成十字交叉(图 4-2-16)。

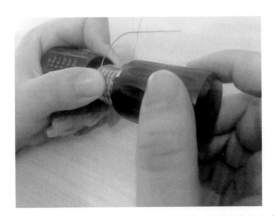

图 4-2-16　右手握住弓丝成形器反方向旋转至两侧形成十字交叉

(7)动力轴转返回弓丝中点;弓丝形态作适当调整,在弓形图上比对前牙弓形,此时的弓丝后牙区未完全就位,在尖牙区进行标记(图 4-2-17)。

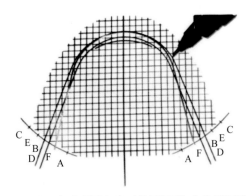

图 4-2-17　弓丝在弓形图上比对前牙弓形,在尖牙区进行标记

（8）从标记处适当调整一侧后牙区弓丝，之后调整另一侧后牙区弓丝（图4-2-18）。

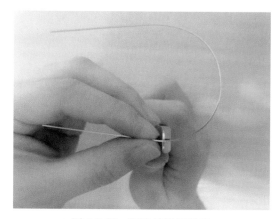

图4-2-18　调整后牙区弓丝

（9）对比弓形图，弓丝通过B点（图4-2-19）。

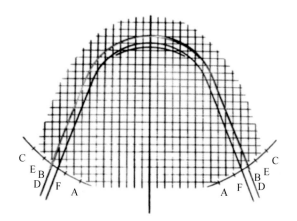

图4-2-19　弓丝通过弓形图B点

（10）用转矩钳检查弓丝转矩（图4-2-20）。

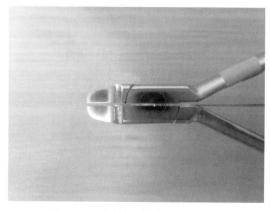

图4-2-20　用转矩钳检查弓丝转矩

第三节 直丝弓矫治技术

直丝弓矫治技术的
诞生和发展

一、直丝弓矫治技术的诞生和发展

Angle 是正畸历史上最著名的学者之一,他建立了安氏错𬌗畸形分类,设立正常𬌗的判断标准。Angle 提出的正常𬌗标准通常以下三点作为判断:①上颌第一恒磨牙近中颊尖咬在下颌第一恒磨牙近中颊沟上;②上下颌牙弓牙齿位置正常、排列整齐;③前牙覆𬌗、覆盖正常。尤其第一点磨牙关系是区分安氏Ⅰ、Ⅱ、Ⅲ类错𬌗的重要依据。但是随着时间的推移,有越来越多的学者认为仅凭磨牙关系是不足以描述正常𬌗的,他们发现很多患者,即使在正畸治疗结束后拥有所谓的中性磨牙关系,但其最终咬合仍然无法令人满意。

从 1960 年开始,Andrews 通过研究 120 例未经正畸治疗、咬合正常而无需正畸治疗的直面型健康患者,花费 4 年时间制定了一套更为完善的正常𬌗标准,即 Andrews 正常𬌗六项标准。1965 年,Andrews 用他创建的正常𬌗六项标准对 1150 副采用标准方丝弓矫治器矫治完成的石膏模型进行评价,其中包括拔牙和不拔牙矫治病例,这一研究持续了 10 年,他发现:①只有极少数病例的治疗结果达到了正常𬌗六项标准;②这六个要素都不可或缺,偏离其中任何一项或几项都会造成咬合异常。

因此,Andrews 在 1970 年以正常𬌗六项标准为理论基础,对各个牙齿的空间位置进行了测量、统计,设计出初代直丝弓矫治器的系列托槽和颊面管。其主要特点是根据不同牙齿的空间解剖位置,在矫治器托槽上预置了一定的厚度与角度,因而避免像方丝弓矫治器那样需要弯制三个序列弯曲。整个正畸治疗周期,都是由一根具有基本弓形的平直弓丝,完成对牙齿唇舌向、近远中以及转矩的控制,所以称其为直丝弓矫治器(straight wire appliance,SWA)。

在此之后,世界正式开启了直丝弓矫治,并得到迅速推广和更新。1976 年,Roth 根据多年使用 Andrews 托槽的经验对其进行了改良,设计出了 Roth 托槽。1997 年,McLaughlin、Bennett、Treviri 三位牙医发明了系统化直丝弓矫治器,并以他们的名字的第一个字母命名为 MBT 矫治器。然而,由于上述直丝弓矫治器的数据主要来自欧洲和美国,并不适合我们中国人。20 世纪 90 年代初,北京大学口腔医院正畸科开发了适合中国人的直丝弓矫治器,并公布了全部基础数据。随着口腔数字化的发展,近几年基于计算机的个性化直丝弓矫治器也得到了越来越多医生的关注。

二、方丝弓与直丝弓矫治器的区别

标准方丝弓矫治器是一种通用矫治器,各个牙齿的托槽相同,正畸医生通过在弓丝上弯制第一、第二、第三序列弯曲，定位每个牙齿三维空间位置，完成弓内治疗，椅旁复诊时间较长。

直丝弓矫治器把牙的形态学标准引入矫治器，根据托槽内轴倾角、转矩角、托槽底部形态与厚度不同"内置"三个序列表达，这增强了治疗的连续性，提高了效率，在排齐和结束阶段减少了弓丝弯制。现在已有多种直丝弓托槽数据可供医生选择，均旨在通过最大化减少弓丝弯制来缩短排齐和结束阶段的治疗时间，实现了不同牙齿托槽的个性化。

但是，直丝弓矫治器源于方丝弓矫治器，没有方丝弓基础的正畸医生要做直丝弓矫治是没有根基的。直丝弓矫治器治疗成功的关键在于托槽的准确定位，然而由于牙的解剖变异和人为误差使得这在临床上难以实现。Balut 等对直接黏结的托槽定位准确性进行研究，发现矫治器放置的高度及轴倾角都有显著差异。即便有经验的临床工作者，在去除临床障碍如患者管理、隔湿控制及视野困难后，仍不能避免黏结时的误差。除了不精确的托槽定位和牙体的解剖变异，Creekmore 和 Kunik 提出不同的垂直向和前后向的颌骨关系、软组织干扰和直丝弓矫治器的固有力学缺陷都是研发真正的直丝弓正畸矫治器需要注意的因素。

一些初涉正畸的口腔医生，误认为直丝弓矫治技术不用弯制任何曲，因而对弓丝弯制的基本功训练不上心甚至完全抛弃，殊不知从始至终完全只用一根平直弓丝的治疗是少见的，至少在现阶段的科学技术条件下需要达到高质量的矫治结果，弓丝弯制是必不可少的，不会弯制弓丝的医生不是合格的正畸医生，一旦出现问题将无法补救。

三、正常𬌗六项标准

正常𬌗六项标准包括：①磨牙关系；②牙齿近、远中倾斜（冠角、轴倾角）；③牙齿唇（颊）舌向倾斜（冠倾斜、冠转矩）；④旋转；⑤间隙；⑥𬌗曲线。未经正畸治疗的正常𬌗群体中咬合可能存在着某些差异，但基本上都符合上述六项标准。正常𬌗六项标准是𬌗的最佳自然状态，也是正畸治疗的最终目标。

（一）磨牙关系

（1）上颌第一恒磨牙近中颊尖咬合于下颌第一恒磨牙近中颊沟上。

（2）上颌第一恒磨牙远中颊尖的远中斜面咬合于下颌第二恒磨牙近中颊尖的近中斜面上。

（3）上颌尖牙咬合于下颌尖牙和第一前磨牙之间。（图 4-3-1）

若仅满足 Angle 所述的磨牙关系（即第（1）条）不足以成为正常𬌗的条件。上颌第一恒磨牙远中颊尖的远中斜面越接近下颌第二恒磨牙近中颊尖的近中斜面，越有可能形成正常的咬合。此项标准后经他人修订为"上下牙弓间关系与𬌗面接触关系"，增加至 7 条内容：①上颌第一恒磨牙的近中颊尖咬合于下颌第一

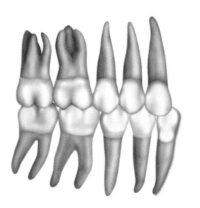

图 4-3-1　正常𬌗尖、磨牙关系

恒磨牙的近中颊沟上；②上颌第一恒磨牙的远中边缘嵴咬合于下颌第二恒磨牙的近中边缘嵴；③上颌第一恒磨牙的近中舌尖咬合于下颌第一恒磨牙的中央窝；④上颌前磨牙颊尖咬合于对颌牙的邻间隙；⑤上颌前磨牙舌尖咬合于下颌前磨牙的中央窝；⑥上颌尖牙咬合于下颌尖牙与第一前磨牙的邻间隙，且其牙尖略偏近中；⑦上切牙覆盖下切牙，上下牙弓中线一致。

(二)牙齿近、远中倾斜(冠角)

牙齿临床冠长轴(非牙根长轴)与𬌗平面垂线所组成的角为冠角或轴倾角(tip)，代表了牙齿的近、远中倾斜程度。临床冠长轴的龈端向远中倾斜时冠角为正值，向近中倾斜时冠角为负值。正常𬌗的牙冠都向远中倾斜，冠角为正值。上颌尖牙的冠角最大(+11°)，上颌侧切牙次之(+9°)，下颌尖牙的冠角也是最大(+5°)，下颌切牙次之(+2°)(图4-3-2)。这些数值很重要。临床上牙根直立约需要50~100g的力。

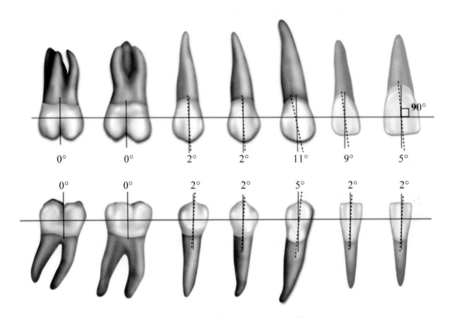

图 4-3-2　正常𬌗的冠角为正值

(三)牙齿唇(颊)舌向倾斜(冠倾斜、冠转矩)

牙齿临床冠长轴与𬌗平面垂线间的夹角称为牙冠倾斜或转矩(torque)，反映牙齿的唇(颊)舌向倾斜度。不同牙齿有不同的冠转矩：上切牙向唇侧倾斜，冠转矩为正。下切牙冠接近直立。从尖牙起，上、下后牙牙冠都向舌侧倾斜，冠转矩为负，磨牙比前磨牙更明显，下颌比上颌更多。上中切牙+7°，下中切牙−1°，说明下切牙较直立(图4-3-3)。控根移动、整体移动时施加50~100g的力，控根移动力最大，牙根易吸收。上、下前牙的冠转矩有利于获得良好的覆𬌗和后牙𬌗关系。若上前牙转矩不足，上前牙将前移使后牙呈远中关系，或者后牙𬌗关系良好但前后牙段之间存在间隙。

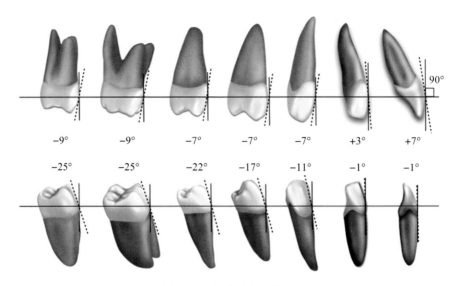

图 4-3-3　正常𬌗的冠转矩

（四）冠旋转

正常𬌗应当没有不适当的牙齿旋转（图 4-3-4）。我们看到牙列拥挤时，常出现冠旋转。后牙旋转后占据较多的近远中间隙，前牙正好相反，占据较少的近远中间隙。旋转移动常需要 35~60g 的力。

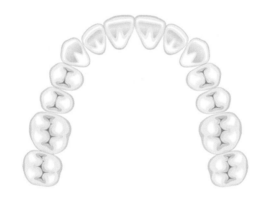

图 4-3-4　正常𬌗无冠旋转、无间隙

（五）间隙为 0

正畸治疗一直在用各种手段寻找间隙，包括推磨牙向后、扩弓、邻面去釉等。间隙正常也就是尖牙磨牙关系正常的保证，牙弓中牙齿都保持相互接触，无牙间隙存在。牙弓中间隙的存在多因正畸治疗不全，或者牙冠大小不协调。

（六）𬌗曲线

正常的 Spee 曲线较为平直，深度在 0~2mm。Spee 曲线较深时，上颌牙可利用的面变小,上牙弓间隙不足以容纳上牙。颠倒的 Spee 曲线为上颌牙提供的面过大,上牙的间隙过多,临床上相对少见。整平深 Spee 曲线将使下牙弓的周径和弓长增加,使下牙弓的面能与上牙弓建立良好的接触。但缺点是会导致切牙的高度高于磨牙的高度,前牙早接触,造成殆创伤。临床上大部分病例需要整平 Spee 曲线(图 4-3-5)。前牙压入移动常需非常小的力(10~20g)。另外,伸长前磨牙常需要 35~60g 的力。

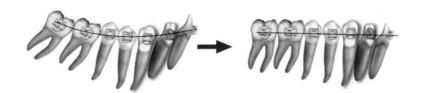

图 4-3-5　整平 Spee 曲线

四、直丝弓矫治技术的原理与应用

直丝弓矫治器的
原理与应用

(一)直丝弓矫治技术的原理:消除三个序列弯曲

标准方丝弓矫治器每个牙齿之间的托槽相同,必须通过在弓丝上弯制三个序列弯曲才能定位牙齿。而直丝弓矫治器通过设计底部厚度不同,预置不同轴倾角、转矩角的托槽来完成牙齿的定位,从而避免了三个序列弯曲的弯制。

1. 消除第一序列弯曲

正常情况下牙齿在牙弓中唇舌侧位置存在差异,若以牙齿唇颊面最突点至牙齿接触点连线的距离代表牙齿突度,各个牙齿的突度不同,并且在上牙弓该种差异更为明显,比如上颌侧切牙较靠近舌侧,牙冠突度较小,而尖牙较靠唇侧,牙冠突度较大。标准方丝弓矫治需要通过在弓丝上弯制第一序列弯曲使牙齿移动到位并保持,而直丝弓矫治器通过调节托槽底的厚度,使牙齿移动至正确的唇颊向位置。上颌第一磨牙颊侧尖连线与牙接触点连线呈 10°角(图 4-3-6),下颌第一恒磨牙近远中颊尖连线与牙接触点连线平行,以此为依据设计上磨牙颊管的补偿角度。

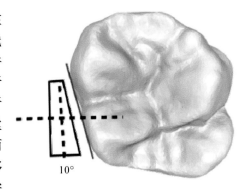

图 4-3-6　上颌第一磨牙颊侧尖连线与
牙接触点连线的角度

2. 消除第二序列弯曲

直丝弓矫治器的托槽,根据不同牙齿临床冠的位置,在槽沟上加入了不同的近远中倾斜角度(图 4-3-7)。以上颌尖牙为例,正常上颌尖牙冠长轴向远中倾斜,冠长轴与殆平面垂线之间所成角为 11°。标准方丝弓矫治通过在弓丝上弯制第二序列弯曲来使牙齿达到该位置,而直丝弓矫治器托槽槽沟包含 11°的角度,当弓丝纳入槽内时将自动产生 11°的向远中倾斜的力。

3.消除第三序列弯曲

对于第三序列弯曲的消除，直丝弓矫治器同样根据临床冠位置在不同牙齿托槽上添加相应的唇(颊)舌向转矩角(图 4-3-7)。比如正常上颌尖牙牙冠稍向舌侧倾斜，转矩角为－7°。标准方丝弓矫治器在弓丝上弯制第三序列弯曲，加转矩力，当弓丝固定入槽内时，牙齿会受力产生控根移动。而直丝弓矫正器在托槽底部加入了－7°的角度，当弓丝纳入槽内后，将受扭曲而自动产生使牙冠舌向倾斜 7°的力，直到牙齿达到这一位置时，弓丝恢复直线并不再受扭力。

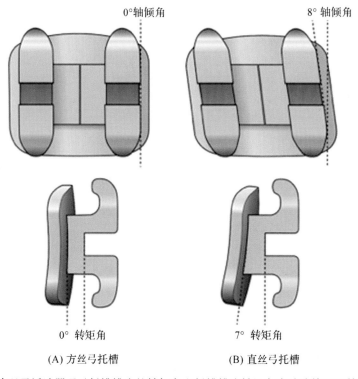

图 4-3-7　直丝弓矫治器通过托槽槽沟的轴倾角和托槽槽沟转矩角来消除第二和第三序列弯曲

(二)直丝弓矫治器的定位

托槽位置对直丝弓矫治技术的治疗结果有着重要的影响，只有当托槽准确放置了，托槽中所预置的数据才可以有效和完全表达，从而起到事半功倍的治疗效果，有效提高正畸治疗的效率并且简化完成阶段的治疗。MBT 技术标准明确提出最好的矫治结果过去属于弓丝弯制技术最好的医师，今后则属于托槽黏结位置最正确的医师。

托槽和颊管在牙齿上的位置有四个方面的技术要求，包括高度、倾斜度、近远中向位置、弧度。

1.高度

托槽定位器和托槽定位表的使用可以极大提高高度的准确性，这样能够解决牙冠高度不调、牙根唇舌向错位、牙齿萌出不足等问题。

2. 倾斜度

倾斜度的错误会导致牙齿轴倾度异常，这就要求直丝弓托槽的垂直长轴（托槽上的垂直长轴线）与临床冠长轴（long axis of the clinical crown，LACC）应一致。托槽翼应与长轴平行并且平均跨越长轴两侧，应避免以切牙切缘为参照黏结托槽。

3. 近远中向位置

托槽应居于临床冠近远中的中央，切牙唇面和磨牙颊面平缓，少许的误差不会显著影响这些牙齿的位置。尖牙和前磨牙颊面较圆，托槽近远中向误差会引起牙齿的旋转，因此对这些牙齿来说近远中向的准确性非常重要。对于尖牙、前磨牙、磨牙以及扭转的切牙来说，使用口镜从殆方或切方观察有助于判断托槽近远中向的位置。

4. 弧度

托槽基底弧度应与牙冠唇颊面弧度一致，应使托槽基板与牙面间的黏结剂厚度一致。

在方丝弓矫治技术中，托槽的黏结常规使用从切缘或殆缘测得的标准测量值定位，而不考虑牙齿大小。使用这种方法，就会导致牙齿大小不同相对应的托槽位置不同，如切牙较大的患者托槽黏结的位置较牙齿较小患者更接近切端，而这种变化会影响对牙齿转矩及内外位置的控制。由于方丝弓矫治器每个患者都需要弯制弓丝，所以这种方法是可以接受的。

而在直丝弓矫治技术中，Andrews 提出临床冠中心的概念，用于直丝弓矫治器的定位。临床冠指的就是处于替牙晚期及恒牙期，在口腔中肉眼能观察到的牙龈健康的牙冠。如何确定临床冠中心就要提到两个概念：①临床冠长轴（LACC），除了磨牙以外，指的是牙冠唇颊面中发育嵴最突部分；磨牙的 LACC 则是颊面的主垂直沟。②临床冠长轴的中点（long axis point，LA point），也就是临床冠中心。随着牙齿大小的不同，临床冠的高度也随之改变，而临床冠的中心相对恒定，因此被定为托槽在牙齿上的位置。将托槽置于牙齿的临床冠中心可以在最大限度减小弓丝弯制的情况下使牙齿的位置和排列更接近六项标准，是直丝弓矫治器取得高质量治疗效果的基础。

在过去，Andrews 用目测法确定牙齿的临床冠中心。这种方法简便易行，但却容易存在误差。由于牙龈炎症、牙齿外伤、萌出不全、牙尖磨耗不足、视角误差等方面的原因，实际确定临床冠中心具有较大的难度，这往往会导致托槽、颊管在牙齿上的位置不正确，这无疑会导致在后续的治疗过程中需要重新黏结托槽。MBT 技术推荐以临床冠中心高度确定托槽的位置。通过对临床冠中心的高度进行测量研究，根据该研究结果并结合临床经验少量调整，MBT 技术提供了临床冠中心高度的五组数据，供正畸医师根据患者临床冠大小的差异选择使用，并借助配有相应数值的定位器，将目测法与定位器的使用相结合，从而拥有更为充分的工作时间和相对精确的托槽定位。

（三）弓丝应用

直丝弓矫治技术通过底板厚度的调节控制牙齿的颊舌向位置，从而避免第一序列的弯曲，虽然这简化了弓形，但对于不同患者同样需要使用不同弓形。在 MBT 技术中使用三种标准弓形：尖圆、卵圆和方形。三者之间的主要差别在于尖牙间宽度，其差异范围为 6mm，因而可以适合不同牙弓

直丝弓矫治的基本矫治程序介绍

形态的患者。

在MBT技术中由于热激活镍钛丝的使用,整个治疗中更换弓丝的次数明显减少。初始弓丝为0.016英寸热激活镍钛丝,取代了之前使用的0.015英寸和0.0175英寸麻花丝以及0.014英寸不锈钢丝。每4~6周复诊,初始弓丝可以重新结扎1到2次。初始弓丝一般使用卵圆形弓形,继之使用0.019英寸×0.025英寸热激活镍钛方丝。此弓丝可以取代0.016英寸、0.018英寸、0.020英寸的不锈钢丝。每4~6周复诊,不必更换而只需重新结扎,继续排齐与整平牙弓,此时要根据牙弓形态选用不同的弓形。第三根弓丝为0.019英寸×0.025英寸不锈钢方丝,继续整平、打开咬合1~2个月,然后转入间隙关闭。治疗的最后阶段,使用细圆丝至少6周,以使牙弓形态在唇(颊)、舌肌的作用下少量调整,更适合于患者的生理位置;同时使个别牙齿完成垂直方向上的定位,关系更为紧密。

第四节　正畸中的支抗

一、支抗的基本概念

支抗的基本概念

（一）定义

口腔正畸的主要手段是对错位牙施加适当的矫治力,使其移动到正确的位置,重建协调、健康、稳定的𬌗关系。牙齿受力后发生移动是正畸治疗的基础。牛顿第三运动定律告诉我们,相互作用的两个物体之间的作用力和反作用力总是大小相等、方向相反,作用在同一条直线上。牙齿的受力移动同样符合牛顿第三运动定律:当矫治力施加到需要移动的牙齿上时,同时也会产生一个大小相等、方向相反的反作用力。为了更好地描述这一现象,口腔正畸学中引入了一个概念——"支抗"(anchorage)。正畸学上是这样定义支抗的:在正畸矫治过程中,任何施加于矫治牙使其移动的力必然同时产生一个方向相反、大小相等的力,能抵抗矫治力反作用力的结构即为"支抗"。

支抗是正畸移动牙齿的"基石",任何一种正畸技术都离不开支抗控制。如果没有良好的支抗控制,就会发生不利的牙齿移动,进而影响最终的矫治效果。在矫治过程中,需要通过有效的支抗控制,获得有利的牙齿移动。因此,支抗控制是正畸治疗成败的关键。

（二）常见的支抗结构

从支抗的定义来看,能抵抗矫治力反作用力的任何结构都可以作为支抗。而在临床实践中,最常见的支抗结构主要包括牙与牙弓、唇颊舌肌以及颅面骨骼。

1. 牙与牙弓

牙与牙弓是最常见的支抗结构。正畸治疗常需要利用一部分位置相对正常的牙齿提供支持,去移动另外一部分明显错位的牙齿。此时,提供支持力的那部分牙齿即为支抗牙。例如,对于一位双牙弓前突的患者,常设计拔除上下颌第一前磨牙,稳定后牙段,通过前牙内收关闭拔牙间隙,从而改善患者的前突面型。此时,稳定的后牙段即为前牙内收的支抗。

对于存在颌间矢状关系不调的患者,有时需要利用颌间牵引调整咬合关系。例如,对于一位轻度下颌前突、前牙反𬌗的患者,为了解除前牙反𬌗关系,常先稳定上牙弓,再使用Ⅲ类颌间牵引进行颌间关系的调整。此时,上牙弓即成了下牙弓内收的支抗。

2.唇颊舌肌

肌肉也可作为支抗结构。唇挡矫治器是最典型的一种将口唇肌肉作为支抗结构的矫治器。在口内戴入唇挡矫治器时,矫治器位于前方的唇挡结构将唇撑开,而矫治器末端的U形曲抵住磨牙带环。此时,对于磨牙而言,其受到矫治器对其向远中的推力,而对于矫治器而言,此时磨牙对其施加向近中的作用力,而这一力被唇肌所抵抗(图4-4-1)。这种矫治器常被用于需要推磨牙向远中或者需要维持末端磨牙位置不前移的场景,如乳磨牙早失、第一恒磨牙近中移位等情况。

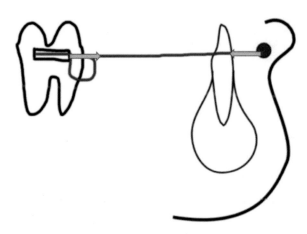

图 4-4-1　唇挡的力学解析示意图

舌肌作为支抗结构时常用于进行垂直向控制,如横腭杆式矫治器即利用舌肌力作用于腭杆,进而传导至磨牙带环,从而控制上颌磨牙高度。

上述唇挡和横腭杆皆属于利用肌肉作为支抗结构的矫治器。在临床实践中有一类矫治器称为功能矫治器,这类矫治器大多数有利用肌肉作为支抗结构的部分。功能矫治器的工作原理将在本书相应章节进行介绍。

3.颅面骨骼

为了获得更稳定的支抗,避免不必要的牙齿移动,有时还会将颅面骨骼作为支抗结构,即抵抗牙齿移动的反作用力由颅面骨骼来承担。利用颅面骨骼作为支抗结构多见于需要抵抗较大矫治力或需要支抗牙尽量少移动的情况。例如,当使用前方牵引矫治器(图4-4-2)进行生长改良时,为促进上颌向前发育,利用前方牵引面架对上颌施加向前的矫形力,此时上颌对面架必然产生向后的作用力,这一力被前额和颏部所抵抗。因此,前额和颏部即为牵引上颌骨的支抗结构。口外弓(图4-4-3)是一种相反的情况:对于上颌前突的患者,可应用口外弓抑制上颌向前发育,此时,口外弓对上颌施加向后的力,而上颌则对口外弓产生向前的反作用力,该力被枕部或颈部所抵抗,因此,枕部或颈部即为口外弓抑制上颌发育的支抗结构。

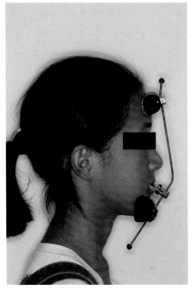
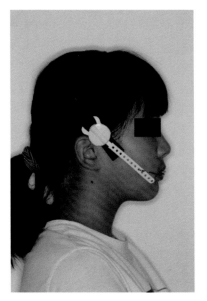

图 4-4-2　前方牵引矫治　　　　　　　图 4-4-3　口外弓矫治

近年来,微种植钉支抗被引入正畸临床并得到广泛应用。微种植钉支抗植入上下颌骨中,移动牙齿产生的反作用力由稳定于颌骨上的微种植钉支抗所抵抗,因此,微种植钉支抗也可以被认为是利用颅面骨骼作为支抗结构的情况。

（三）支抗的类型

1.根据支抗结构的位置,可将支抗分为颌内支抗、颌间支抗、颌外支抗和软组织支抗。

（1）颌内支抗:支抗结构和移动牙在同一个牙弓内,通常是利用牙弓内部牙齿作为支抗,移动该牙弓内的其他牙齿。

（2）颌间支抗:支抗结构和移动牙位于不同牙弓,通常以上颌或下颌牙弓作为支抗,移动对颌的牙齿。

（3）颌外支抗:以上下颌骨以外的结构作为支抗,通常是颅面部的骨骼（图 4-4-2、图4-4-3）。

（4）软组织支抗:以唇颊舌肌作为支抗。

2.根据关闭间隙时前后牙的移动比例,将支抗分为强支抗、中支抗和弱支抗三种。

（1）强支抗:拔牙间隙大部分被前牙后移所占据,后牙前移量不足拔牙间隙的 1/3。其中,如果后牙完全不前移,则称为绝对强支抗。

（2）中支抗:前牙后移与后牙前移量相近。

（3）弱支抗:拔牙间隙大部分被后牙前移所占据,后牙前移量超过拔牙间隙的 2/3。其中,如果拔牙间隙完全由后牙前移占据,则称为绝对弱支抗。

在不同文献中,关于支抗强弱的基本概念是一致的,但对于前后牙移动比例的具体划分略有差异。

二、支抗的影响因素

牙齿是最常见的支抗结构,评价牙齿支抗大小的一个重要指标是支抗值。所谓支抗值,指的是牙齿能够抵抗矫治力反作用力的能力,它主要与牙周膜面积大小有关。在同等条件下,一颗牙的牙周膜面积越大,移动该牙齿所需要的力就越大,牙齿的支抗就越强;相反,如果一颗牙的牙周膜面积较小,牙齿的支抗就相对较弱。一般来说,在恒牙列中,第一磨牙的支抗值最大,其次为第二磨牙,尖牙和前磨牙居中,切牙最小(图 4-4-4)。

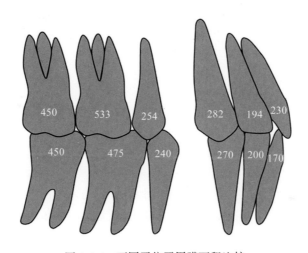

图 4-4-4 不同牙位牙周膜面积比较

牙齿的支抗值与牙周膜面积有关,而牙周膜面积与牙槽骨高度有关,因此,牙槽骨高度会影响牙齿支抗值大小。尽管牙周膜面积反映了支抗值大小,但在正畸牙移动过程中,并非所有的牙周膜都受力,牙齿的实际支抗大小与牙齿移动时受力的牙周膜的面积有关。不同的牙根形态,不同的牙齿移动方式,都可以改变牙齿支抗的大小。此外,牙齿受力后牙槽骨的改建能力同样可以影响牙齿支抗的大小。

(一)牙槽骨高度

牙槽骨因为牙周病等原因发生高度下降时,牙齿的牙周膜面积必然会减小,此时牙齿的支抗值也会相应减小。因此,牙槽骨高度会影响牙齿的支抗值进而影响支抗大小。对于牙周病患者,临床医生不仅需要在正畸前对患者进行完善的牙周治疗,在支抗设计时,也必须考虑牙槽骨高度下降对支抗的影响。

(二)牙槽骨密度

牙齿受力时,牙根在牙槽骨中移动。正畸牙移动有赖于牙槽骨的改建。不同密度的骨质，其改建能力并不相同，因此，骨密度也会影响支抗的大小。一般而言，密质骨相对松质骨而言，更难发生吸收和改建。如果牙根周围的骨质较为致密，牙齿的支抗就会较强。当牙根与骨皮质接触时，因骨皮质很难被吸收，此时牙齿的支抗增强，移动会明显减慢，同时也增加了牙根吸收的风险。临床医生如果发现某牙或某组牙移动速度较慢，应检查牙根与骨皮质的关系，以避免不必要的牙根吸收。常见的一种现象是，对于前突患者，拔除前磨牙进行前牙内收时，如果转矩失控，就可能导致前牙牙根接触唇侧骨皮质，前牙支抗加强，间隙关闭速度减慢。如此时为关闭间隙一味加大矫治力，即有可能造成前牙牙根吸收、牙根突破唇侧骨皮质以及后牙支抗丧失等不利现象。

（三）牙根的形态和牙齿移动的方向

牙根的形态影响牙周膜在牙根颊舌侧和近远中侧的分布，对牙齿的支抗也有影响。例如，下切牙是扁根牙，牙根颊舌侧的宽度大于近远中侧的宽度，近远中向移动下切牙时，受力的牙周膜面积较大，而颊舌向移动下切牙时，受力的牙周膜面积会相对较小。因此，下切牙近远中向移动的支抗相对颊舌向移动的支抗更强。

（四）牙齿移动方式

根据牙齿移动时转动中心的位置不同，可以将牙齿移动分为倾斜移动和整体移动。不同的牙齿移动方式，其支抗也存在差异。当牙齿整体移动时，牙周膜的受力面积大于倾斜移动时牙周膜的受力面积。因此，整体移动的牙齿较倾斜移动的牙齿支抗更强。另外，当牙冠移动相同距离时，倾斜移动时牙根移动的距离更小，因此消耗的支抗也会更小。综合以上两点，整体移动牙齿的支抗大于倾斜移动牙齿的支抗。在进行方案设计时，如前牙需要整体大量内收，则应设计更强的后牙支抗。而方案设计为倾斜移动时，则支抗设计可相对减弱。因此，在正畸过程中，也可以通过控制牙齿的移动方式来进行支抗控制。

（五）外力

除了牙齿本身的支抗之外，还可以通过外力的介入来改变支抗的大小。例如，口外弓对磨牙施加向远中的作用力，此时若利用后牙来内收前牙，一部分后牙前移的力被口外力所抵消，因此加强了牙弓后部的支抗。能够增强支抗的外力有很多，主要包括口唇肌力、口外力，以及微种植钉支抗等。

三、支抗控制策略

所谓支抗控制，是指通过各种措施，调整移动牙和支抗牙的位移量。使希望移动的牙齿发生想要的移动，而不希望发生移动的牙齿尽量不发生移动。支抗控制的目的在于：在治疗结束时，使上下牙弓能达到良好的咬合关系以及和谐的牙颌面关系。

空间是三维的，牙齿的移动同样也是三维的。在矢状向上，通过支抗控制，应建立上下牙弓协调的位置关系。在垂直向上，通过调整牙和牙槽骨的垂直高度，可以改变𬌗平面和下颌平面角的倾斜度，从而建立前后牙正常覆𬌗关系，协调的面下 1/3 高度和唇齿关系。在横向即宽度方面，应矫正颌骨或牙弓宽度不调，协调上下牙弓宽度。对于生长发育期的儿童及青少年，还需要考虑生长发育对支抗的影响。

因此，支抗的控制应从矢状向、垂直向、横向以及时间这四个维度来考虑。

（一）支抗控制的整体策略

1. 合理的支抗设计

在进行正畸方案设计时，就应当将支抗设计考虑在内。在矫治设计时应根据患者错𬌗畸形的类型及其自身条件，进行有利于支抗控制

支抗的控制策略

的设计。支抗设计应综合考虑牙齿的拥挤程度、牙弓突度、磨牙关系、切牙轴倾度以及垂直向不调和中线不调等因素。

【案例一】

一名磨牙关系远中、前牙覆盖较大的成年患者，在进行正畸减数掩饰性治疗时，需要通过前后牙齿的不同移动量来调整咬合关系：对于上牙弓而言，应当增强后牙的支抗，从而获得前牙更大的内收量，减小前牙覆盖；而对于下牙弓来说，应当增强前牙的支抗，从而使下后牙前移，获得磨牙的中性关系。此时，一种合理的减数设计是拔除上颌第一前磨牙和下颌第二前磨牙，通过改变前后牙的支抗牙数目调整支抗。按照这种拔牙模式，上后牙及下前牙的支抗相对较强，因此治疗更容易获得成功，反之，如果拔除了上颌第二前磨牙，则上颌后牙支抗就变得较弱，而前牙支抗变得相对较强，如果拔除了下颌第一前磨牙，则下颌前牙支抗变弱，后牙支抗变强，显然，这样的设计是不利于支抗控制的。

【案例二】

对于牙弓严重拥挤的患者，设计减数拔牙时应拔除靠近拥挤处的牙齿。一名牙弓前段严重拥挤的患者，应考虑拔除第一前磨牙，此时前牙的排齐就会相对容易。而如果设计拔除了第二前磨牙，矫治时就需要采取辅助措施保护后牙的支抗，同时，排齐牙齿的过程也会变得缓慢许多。如果支抗控制不理想，就会出现磨牙前移、间隙不足的情况，此时，排齐时易造成前牙唇倾等问题，对患者的牙颌面协调造成不利的影响。

2. 合理运用矫治力

在支抗控制中，除了合理的方案设计外，还需要合理运用矫治力。图 4-4-5 中显示的是牙齿移动量与牙周膜所受压强大小之间的关系，压强主要与矫治力大小及受力的牙周膜面积有关。当牙周膜所受压强可以使牙周组织发生改建时，牙齿开始移动。在起始阶段，牙齿移动量与牙周膜所受压强的大小成正比；当力增大到一定程度后，力的增加便不能显著增加牙齿移动量，曲线进入平台期；而当力继续变大时，力的增加反而会使牙齿移动量变小。以拔除前磨牙后，利用后牙作为支抗牙进行前牙内收的场景为例，根据这张图所显示的牙齿移动规律，可以分析以下几种不同的临床情况：

第一种情况，施加的力较小，需要移动的牙（简称移动牙）和作为支抗的牙（简称支抗牙）牙周膜所受压强皆位于曲线第一个拐点以下。在此阶段，支抗牙与移动牙的移动量与牙周膜所受压强的大小皆成正比，随矫治力的增大，牙齿移动量成比例增加。由于支抗后牙的牙周膜面积比前牙大，因此支抗后牙的牙周膜受到的压强更小，牙齿移动量也较小。

第二种情况，矫治力继续增大，移动牙的牙周膜所受压强已超过曲线的第一个拐点，

而支抗牙的牙周膜所受压强尚未超过该点。此时，力的增加虽仍能少量增加移动牙的移动量，但支抗牙的移动增加量却更为明显。显然，在这种情况下，支抗被过度消耗了，且力越大，支抗消耗越多。

第三种情况，矫治力进一步加大，支抗牙牙周膜所受压强也已超过曲线的第一个拐点。此时，力的增加虽不会显著造成支抗牙进一步移动，但如力过大，移动牙的移动量反而会减小，支抗同样也将被消耗。当然，如果希望消耗后牙支抗，那么增大矫治力似乎是有利的。但是，根据牙齿移动的生物学基础，过大的矫治力可能会导致牙周组织的破坏，因此，即使需要消耗后牙支抗，也不应该盲目地增加矫治力。

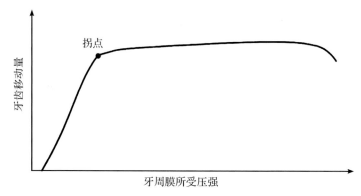

图 4-4-5　牙齿移动量与牙周膜所受压强大小之间的关系

（二）矢状向支抗控制

矢状向问题是正畸治疗中处理最多的问题，例如前突患者，主要通过前牙矢状向位置的调整来改善面型，而对于牙列拥挤的患者，则主要通过牙齿在矢状向上的重新排列来进行排齐。经典的安氏分类就是通过上下颌第一磨牙的矢状向位置关系对错𬌗畸形进行诊断的。

1. 颌内支抗的控制

应当指出，颌内支抗的控制是一个相对概念。例如，如果设计加强后牙支抗，就意味着减弱前牙支抗，而如果设计减弱后牙支抗，就意味着增强前牙支抗。在后一种情况，按照支抗的定义，前牙应被定义为支抗结构，但在临床实际中，为简化沟通，一般都将后牙默认为支抗牙，增强支抗一般指增强后牙支抗，而减弱支抗一般指减弱后牙支抗。

颌内支抗的控制常用以下方法：

（1）调整支抗牙和移动牙数目。在进行矫治设计时，通过拔牙位置的改变，可以调整支抗牙和移动牙的数目。而当拔牙位点已经确定时，可以通过调整加力单位来改变支抗牙数目。例如，在关闭间隙时，可以将第二磨牙纳入矫治系统，从而增加后部支抗牙的数目，达到增强颌内支抗的目的。如果需要进一步加强支抗，还可以设计矫治器将两侧磨牙进行联合，如横腭杆、Nance 弓及舌弓等矫治器。横腭杆除将双侧磨牙联合外，还能保持磨牙间宽度。在内收前牙过程中，磨牙有近中移动的趋势。牙槽骨为前窄后宽的形状，由于磨牙间宽度被横腭杆固定，当磨牙前移时，磨牙牙根将更靠近颊侧骨皮质，从而也一定程度上增强了矢状向支抗。Nance 弓同样可以将双侧磨牙连成整体，除此之外，

Nance弓前部的基托顶住硬腭，也可以利用硬腭部的支抗。对于下颌而言，可以利用舌弓加强支抗。舌弓可用于牙列拥挤患者的排齐整平阶段，但如需进行下前牙内收时，舌弓会妨碍前牙移动，此时应予以去除。当需要减弱后牙支抗时，需要减少支抗后牙的数目，此时可以通过调整加力单位的位置来进行调节。例如，对于拔除第一前磨牙的患者，可以将加力单位作用于第二前磨牙。

　　除了通过改变支抗牙数目来调整支抗外，还可以通过改变移动牙数目来调整支抗。例如，对于拔除第一前磨牙的患者，可以先移动尖牙向远中，再进行前牙内收。通过分次移动前牙，减少每次移动牙的数目，达到减弱前牙支抗的目的。远中移动尖牙时，为增强后牙支抗，还可以将后牙与切牙联合，作为尖牙远移的支抗。如图4-4-6所示，在磨牙近中弯制Ω曲，顶住磨牙，控制住牙弓长度，再向后牵引尖牙。后牙前移的力会通过主弓丝传导到前牙，此时除尖牙外，整个牙列中其他所有牙齿都被用作了支抗牙，从而既增加了支抗牙的数目，又减少了移动牙的数目。

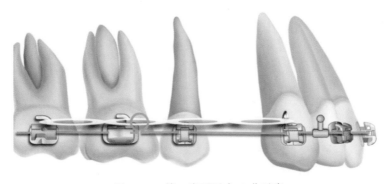

图4-4-6　第一磨牙近中Ω曲示意

　　（2）控制牙齿的移动方式。除了调整支抗牙和移动牙数目之外，还可以通过控制牙齿的移动方式来调整支抗。前文提及，整体移动所需要的支抗大于倾斜移动，根据此原理，可以尽可能控制支抗牙做整体移动以增强支抗。例如，在磨牙近中弯制后倾弯，此时磨牙受到后倾力矩，当其受到近中向牵引力时，后倾力矩限制磨牙近中倾斜，磨牙更倾向于整体移动，因此支抗更强。

　　如果需要更多的后牙近中移动，则可在方丝上对前牙施加冠唇向转矩，控制前牙进行整体移动，从而增强前牙支抗。差动牙移动技术中，常利用尖牙正轴簧（图4-4-7）来调整支抗；当需要后牙前移时，利用正轴簧对尖牙施加冠近中倾斜的力，此时，当尖牙受到远中牵引力时，尖牙更倾向于整体平移，从而加强了尖牙支抗，这种方法被称为"尖牙制动"。

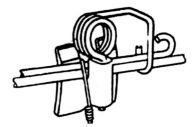

图4-4-7　正轴簧示意

　　应当指出的是，调整支抗牙和移动牙数目以及控制牙齿的移动方式等支抗控制措施必须在合理运用矫治力的前提下进行。如前文分析，如施加了远远超过最适力值的过大矫治力，则会无谓地消耗支抗，无法起到增强支抗的目的。

（3）微种植钉支抗。微种植钉支抗在正畸治疗中广泛应用已有近 20 年。通过在颌骨内植入微种植钉，将微种植钉作为移动牙齿的支抗部位，可以避免牙齿在牵引力作用下产生的不利移动。稳定的微种植钉支抗被认为是绝对支抗，由于其植入简单、成功率较高而应用越来越广泛。但应当指出的是，支抗也并非越强越好，在移动牙齿时，尤其是内收前牙时，应充分考虑牙槽骨的边界。

2. 颌间支抗的调整

通过上下颌颌内支抗的不同控制，可以对上下牙弓间关系进行调整，但有时为更好地调整弓间关系，除控制颌内支抗外，还需要进行颌间支抗的调整。颌间支抗的调整多应用颌间牵引来实现。当需要消耗下后牙支抗，保护上后牙支抗时，可以通过Ⅱ类颌间牵引来调整颌间支抗。此时，下后牙受到向前的牵引力，有利于调整磨牙关系，而上前牙受到向后的牵引力，有利于减小前牙覆盖，Ⅱ类颌间牵引对于纠正Ⅱ类错𬌗有较好的作用。反之，如果是Ⅲ类错𬌗，则需考虑使用Ⅲ类牵引来调整颌间支抗。应当指出的是，颌间牵引不仅能对牙齿和牙弓产生矢状向移动的效果，也可出现上下牙弓垂直向的改变。例如，Ⅱ类颌间牵引有使下颌磨牙和上颌前牙伸长的作用，从而造成𬌗平面顺时针旋转。而Ⅲ类颌间牵引则会引起上颌磨牙和下颌前牙伸长，使𬌗平面逆时针旋转。因此，如不希望发生上述改变，则应当在稳定弓丝上进行轻力颌间牵引，且不宜长期使用。

3. 颌外支抗的运用

在微种植钉支抗问世之前，颌外支抗（口外力）是最常见的用于获得最大支抗的手段。口外力的疗效与患者的合作程度密切相关，如果患者有良好的配合，颌外支抗是一种有效的增强支抗的措施。利用口外力的装置主要包括口外弓和 J 钩。口外弓利用枕、颈部作为支抗结构，通过口外唇弓顶住支抗磨牙，用于抵抗磨牙向前的牵引力，可以增强上后牙支抗（图 4-4-3）。而 J 钩直接作用于前牙区，提供内收前牙的力，此时后牙并不受力，因此保护了后牙支抗。

4. 软组织支抗的利用

增加磨牙支抗还可以利用肌肉的力量，前文介绍的唇挡就是一种利用口唇肌肉增加后牙支抗的矫治器。戴入下唇挡后，唇肌的收缩通过唇挡传导至磨牙，因此增强了后牙支抗。但需要指出的是，戴入唇挡后，下唇与下前牙分离，因此下前牙失去了唇肌对其向内的作用力，下前牙支抗也被加强。综合前后牙受力分析，戴入唇挡后唇肌的收缩力大于唇肌原本对下前牙的作用力，因此整体上，唇挡的作用仍为加强后牙支抗。

（三）垂直向支抗控制

所谓的垂直向支抗控制，是指调整牙和牙槽的垂直高度。垂直向控制主要有四种手段，即后牙压低、后牙伸长、前牙压低以及前牙伸长。垂直向控制应当根据患者垂直骨面型及覆𬌗情况进行设计。

1. 后牙压低

当患者为高角长面型时，如果后牙发生伸长，会在后牙区形成支点，导致下颌进一步后下旋转，进而加重高角程度，恶化面型。因此，对于高角患者，应避免后牙伸长。前文中介绍的横腭杆除了能将两侧磨牙连成整体从而加强矢状向支抗外,还有垂直向控制的作用:横腭杆的 Ω 曲离开腭部黏膜有一定距离,吞咽时舌体上抬,此时在舌肌的作用下,磨牙受到压低的作用力,从而控制了磨牙高度(图 3-3-8)。横腭杆能在一定程度上抵抗磨牙伸长的趋势,也有许多学者设计了不同的改良横腭杆(如腭托)以更好地利用舌肌力量。而如果需要更多的垂直向控制,如高角开𬌗患者,则需要主动压低磨牙。当患者配合时,可使用高位牵引头帽,利用口外力进行磨牙压低;而如患者配合程度欠佳,或因条件限制无法佩戴口外弓时,则可选择微种植钉支抗。在用微种植钉支抗压低上颌磨牙时,如微种植钉支抗位于颊侧,由于压低力位于阻抗中心颊侧,因此易造成磨牙颊倾,此时可在腭侧也植入微种植钉支抗,或使用横腭杆控制磨牙转矩;而在压低下颌磨牙时,则可使用颊侧支抗钉联合舌弓进行控制。

2.后牙伸长

当患者为低角短面型时,常伴随前牙深覆𬌗,此时需要伸长后牙来打开咬合。前牙平面导板(图 3-2-12)常被用于低角深覆𬌗患者。当患者戴入前牙平面导板后,下前牙接触平导面,后牙区咬合分离,随着时间的推移,后牙逐渐伸长形成咬合接触,前牙咬合打开。当需要后牙快速伸长时,还可以配合后牙区垂直牵引,帮助后牙伸长。

3.前牙压低

高角患者有时也会伴有深覆𬌗。对于高角深覆𬌗患者,打开咬合应当以前牙压低为主。某些患者存在微笑时牙龈暴露过多的问题,此时也需要压低上前牙。

多用途弓是用于压低前牙的一种常用方法。如图 4-4-8 所示,多用途弓插入后牙的辅弓管里,被动状态时,多用途弓的前牙段位于前牙托槽的龈方。加力时将多用途弓与前牙区的主弓丝进行结扎,此时前牙区即受到压低作用。根据生物力学分析,当使用后牙作为支抗压低前牙时,后牙段必然受到伸长力。为减小磨牙的伸长趋势,应控制压低力为轻力,并将后牙段利用粗的不锈钢丝连成整体以增强支抗。如果需要前牙的绝对压低而后牙完全不伸长,则可使用口外力(J 钩)或前牙区微种植钉支抗。

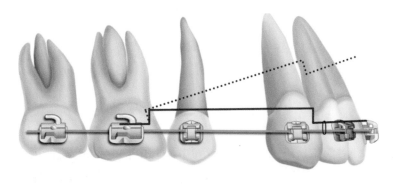

图 4-4-8　多用途弓示意(虚线为被动状态,实线为加力状态)

4.前牙伸长

某些开𬌗患者的前牙开𬌗是由于上前牙齿槽发育不足或者前牙萌出不足所致,这类患者通常表现为微笑时前牙暴露量不足,此时应伸长前牙来解除开𬌗。前牙区垂直牵引是伸长前牙的一种简单有效的方法,当希望上前牙伸长时,可先利用连续硬质弓丝稳定下牙弓,以稳定的下牙弓作为支抗,再利用前牙段的垂直牵引对上前牙进行伸长。

（四）横向支抗控制

支抗控制的
具体方法

所谓横向支抗控制,主要是指在正畸过程中控制基骨及牙弓的宽度,使得上下牙弓宽度协调。基骨宽度与牙弓宽度概念应有所区分。如基骨宽度协调,一般较少存在牙弓宽度不调,但有时可能存在个别后牙宽度问题,如个别牙锁𬌗或反𬌗。如基骨宽度不调,牙弓宽度可表现为协调或不调。对于轻度基骨宽度不调者,后牙可发生代偿性倾斜,使得上下牙弓宽度匹配;而对于较严重的基骨宽度不调者,牙齿代偿能力有限,一般表现为上下牙弓宽度不协调。

在进行横向支抗控制时,首先应明确基骨及牙弓宽度是否匹配。对于上下基骨及牙弓宽度匹配的患者,在治疗过程中应当维持其匹配的宽度,并保持牙弓宽度与基骨宽度协调。在正畸过程中,应参考基骨弓设定牙弓形态,并使用上下匹配的弓形,必要时还可以使用横腭杆来维持牙弓宽度。

对于基骨宽度不调者,如上颌基骨狭窄,可以通过扩弓器来进行开展(图3-2-11)。对于腭中缝未闭患者而言,尽量通过扩弓治疗打开腭中缝,获得骨性扩弓效应,从而协调基骨宽度;而对于腭中缝已经闭合的患者而言,传统扩弓治疗仅能达到牙性扩弓的效果。对于轻中度基骨宽度不调者,通过上下后牙倾斜代偿,上下牙弓宽度可以达到匹配的程度。对于严重基骨宽度不调者则难以做到牙弓宽度匹配,如强行过度扩弓,则会造成牙齿过度代偿,导致骨开裂等牙周问题,应予避免。对于此类患者,应通过微种植钉支抗辅助扩弓、骨皮质切开辅助扩弓乃至正颌手术等手段来协调基骨宽度。下颌基骨狭窄较为少见,由于下颌并不存在可以扩开的骨缝,因此下颌扩弓的效应以牙性为主,难以达到骨性扩弓。

对于个别牙宽度不调而基骨宽度协调者,则可视为个别牙错位,例如个别牙锁𬌗或反𬌗等。如错位牙仅存在于单颌牙弓,可以通过先稳定余牙,再用辅弓或弹性牵引的方式对错位牙予以纠正,也可用微种植钉支抗对错位牙进行纠正。如上下颌皆存在错位牙,则可通过交互牵引利用交互支抗同时纠正上下颌错位牙,但此时应当关注牵引造成的垂直向改变。

（五）生长发育过程中的支抗控制

人出生后下颌骨的生长量大于上颌骨,在下颌骨生长过程中,上磨牙会跟着下颌骨不断向前移动,其近中移动量约等于上下颌骨生长量在矢状方向上的差值。上磨牙在初萌时处于相对后倾的状态,在生长发育过程中,磨牙会发生近中移动,主要表现为前倾程度的增加。因此,对于生长发育期患者,在正畸治疗过程中,应尽量保持后牙的后倾状态,维持后牙段 Spee 曲度。

<h1 style="text-align:center">第五节　微种植支抗钉</h1>

一、微种植支抗钉的历史与发展

种植体支抗的
历史与发展

（一）支抗的分类

在学习本节内容前，笔者先抛出一些问题。如图 4-5-1 所示患者，一个凸面型的患者使用怎样的治疗手段才能达到相对理想的侧貌？这个患者是否采用了减数拔牙？在内收前牙的过程中，如何维持支抗？有没有使用种植支抗呢？大家不妨先思考一下。

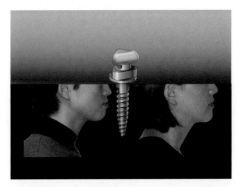

图 4-5-1　凸面型患者治疗前后侧貌对比图，左为治疗前，右为治疗后

根据牛顿第三定律，当你施加一个力在牙齿上的时候，必然会产生一个大小相等、方向相反的力，而这个力必然会引起其他牙齿的移动，这时就产生与牙齿移动有关的相对支抗(relative anchorage)(图 4-5-2)。而这个牙齿的移动如果不是我们需要的，那么就要避免这个方向相反、大小相等的力的出现。

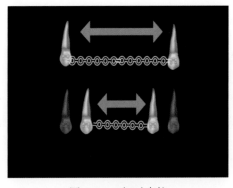

图 4-5-2　相对支抗

为了要抵抗这个反作用力对正畸牙移动的影响,有必要使用一种力量,于是,我们就有了绝对支抗(absolute anchorage)(图 4-5-3)这个概念。临床上在移动牙齿时,可以通过使用种植支抗钉植入牙槽骨,利用牵引装置连接牙齿和种植支抗钉,这时,只有意向牙出现移动,而其他牙齿并不会发生移动,这样就保证了牙齿移动的效率。

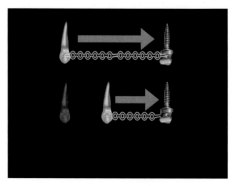

图 4-5-3　绝对支抗

（二）微种植支抗钉的历史

了解了支抗的概念,再来回顾一下历史。我们发现微种植支抗钉(mini-screw implants)的产生和发展如同许多正畸技术一样,并不是一个一帆风顺的过程,相反,也是经历了许多失败才发展成目前既经济实用又方便有效的正畸工具。

1945 年,Gainsforth 和 Higley 开展了微种植支抗钉的动物试验,他们在狗的下颌升支部植入了钴铬钼螺钉,并利用弹性牵引装置牵引上颌弓丝向远中,但是钴铬钼螺钉在一个月之内相继脱落,实验就此失败。此后的 20 多年中,再没有相关微种植支抗钉的实验和报道。

直到 1969 年,Linkow 尝试在下颌植入叶状种植体,同时利用二类牵引内收上颌牙。1970 年,Branemark 医生通过大量的动物实验证实了种植体骨结合的现象,并提出了"骨整合"的概念。

1983 年,Creekmore 等在深覆𬌗患者的前鼻棘处植入钛合金钉,这是微种植支抗钉在临床应用的最早报道。

随着科学技术的进步,在不同的阶段出现了各种各样的微种植支抗钉,并在临床中得到了一定程度的应用,但是由于价格昂贵、创伤较大、只能植入磨牙区和缺牙区、需要二次手术等原因而被逐步淘汰。

1997 年,Kanomi 将微型螺钉种植体专门应用于正畸治疗。此后,各种不同设计细节的微种植支抗钉开始大量出现,并推动了临床应用的开展。

临床上使用的微种植支抗钉的名称很多,在不同的教材上称呼不尽相同,但目前公认统称为暂时性支抗装置(temporary anchorage devices)或者叫作骨支抗装置(bone anchorage devices)。本书还是以微种植支抗钉来称呼。

(三)微种植支抗钉的分类和优缺点

按照微种植支抗钉的材料来分,分为不锈钢和钛合金两种。微种植支抗钉的长度各有不同,常用的长度为4.0～12.0mm,但也有长度超过14.0mm,甚至达21.0mm的微种植支抗钉。其直径通常为1.2～2.0mm。

微种植支抗钉的优点很多,比如植入去除方便、支抗稳定可靠、治疗时间减少、提高治疗效果,因此深受临床医生的青睐。缺点则包括要麻醉下操作、具有一定的风险、患者恐惧心理、增加患者费用等。在临床使用时,需要做好必要的医患沟通,避免医疗纠纷,必要时要签署知情同意书。

(四)微种植支抗钉的植入部位

上下颌骨是微种植支抗钉植入的理想区域。就植入的部位而言,几乎没有限制。上颌可以植入的部位包括牙槽嵴颊舌侧、前鼻棘、上腭(中缝或侧腭部)、上颌结节。下颌可以植入的部位包括牙槽嵴颊舌侧、磨牙后垫区、下颌升支区。有时候上下颌的缺牙区也是非常好的植入部位,而且固位良好,不易松动、脱落。

微种植支抗钉植入时要遵循安全距离法则,通常采取与牙根相对平行的角度植入会比较安全(图4-5-4)。另外,需要注意以下几点:

首先,要尽量在附着龈植入,避免在游离龈植入支抗钉,因为从游离龈植入支抗钉容易导致牙龈的病理性增生。如果附着龈高度不够,可以通过牙周手术增加附着龈高度。

其次,要避开系带,包括唇系带和颊系带。如果无法避开的,需要进行唇颊系带修整术。

再次,如果需要整体移动牙列,尽可能地拔除第三磨牙,以利于牙齿的移动。对于青少年患者,由于第三磨牙尚未萌出,可以暂时不考虑拔除。

最后,还有一个上颌窦的问题。微种植支抗钉如果意外植入了上颌窦,会突然出现脱空感。只要术前严格消毒做好无菌操作,通常不会产生继发性感染,而且,周围骨膜再生能力强,可以很快愈合。

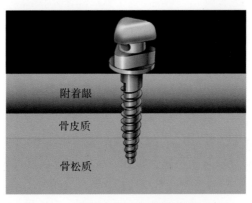

图4-5-4　微种植支抗钉与颌骨结构关系

对于一些需要上颌牙列整体远中移动的患者,微种植支抗钉的植入方式和常规的位置不同。对于这些情况,一般需要从上颌颧牙槽嵴处植入。颧牙槽嵴的位置位于上颌第二前磨牙和第一磨牙之间，成年患者在第一磨牙上方（图4-5-5）。通常在上颌平面上方14～16mm处，与殆平面成55°～70°角植入微种植支抗钉。

一种改良的方法是于上颌第二磨牙和第一磨牙之间，并靠近第二磨牙近中颊根区域植入微种植支抗钉。

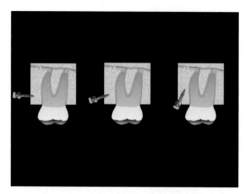

图4-5-5　上颌颧牙槽嵴植入法

而对于下颌牙列需要整体移动的患者来说，颊棚区植入微种植支抗钉是一个很好的方法（图4-5-6）。颊棚区位于下颌第一磨牙牙槽嵴到外斜线的下颌骨颊侧区域。由于下颌骨的骨皮质比较硬，在植入之前需要先用破骨钻去除少量的骨皮质，以利于支抗钉的植入。在这里大家需注意一下支抗钉与神经管的关系，通常来讲，由于下颌神经管位于后牙牙根的舌侧，所以在颊棚区植入支抗钉一般不会损伤到下颌神经管而相对安全。

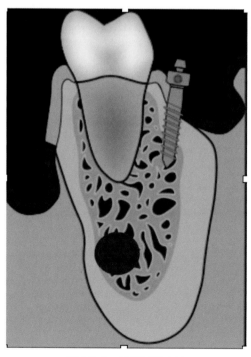

图4-5-6　颊棚区植入法

种植支抗的生物力学

二、微种植支抗钉的生物力学

　　临床上在内收前牙关闭间隙的时候，为了有稳定的支抗，通常会植入微种植支抗钉。我们会想当然地利用平行四边形法则来分析和理解滑动法关闭间隙的生物力学机制，并认为会产生前牙的压低；但是，在实际临床上却出现了上颌前牙的舌倾和伸长（图 4-5-7）。

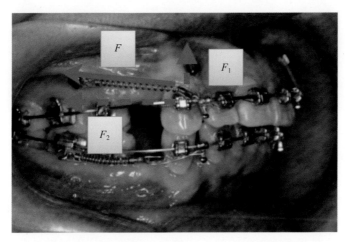

图 4-5-7　临床上出现上颌前牙的舌倾和伸长（F：合力；F_1：垂直向分力；F_2：水平向分力）

　　为什么会出现这种现象呢？这种现象提醒我们非常有必要去了解微种植支抗钉植入后的真正的生物力学以更好地指导临床工作。

　　为了更好地理解微种植支抗钉植入后牙齿与颌骨的生物力学变化，我们先学习一下阻抗中心（center of resistance）的概念。

　　所谓阻抗中心，是指物体周围约束其运动的阻力的简化中心，在自由空间中就是它的质心，在重力场中是重心。

　　受约束物体（如牙槽骨中的牙）的阻力中心决定于周围环境的约束状态，决定于牙根长度、形状、数目、牙槽嵴顶高度以及牙周膜面积。

　　特别需注意的是，对于单根牙来讲，阻抗中心位于牙体长轴上。当牙根三等分时，其阻力中心位于冠 1/3 与中 1/3 交界处。而多根牙的阻抗中心则位于根分叉下 1～2mm 处。

　　从三维坐标来看，上颌牙弓阻抗中心位于正中矢状面上，但其前后位置在第二前磨牙处，高度则在前磨牙的牙根尖处。

　　正畸治疗中牙移动的类型有五种，即倾斜移动、整体移动、垂直移动、旋转移动和控根移动等，虽然看起来很复杂，但从力学观点来看，其实只有两种最基本的方式，即平动和转动，这两种方式取决于阻抗中心和旋转中心的位置关系。

　　平动：当外力力线通过牙的阻抗中心时，牙产生平动，此时旋转中心距阻抗中心无穷远。

转动：当一力偶以阻抗中心为圆心，在对应的等距离处以相反方向作用于牙体时，牙产生转动，此时旋转中心在阻抗中心处（图4-5-8）。

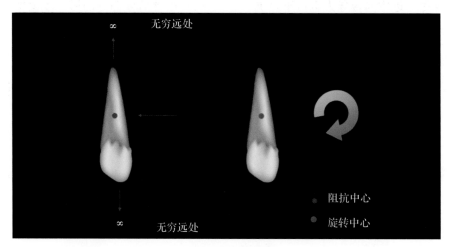

图4-5-8　单根牙转动的生物力学示意

在内收前牙的过程中，对于多个前牙阻抗中心的判断是比较困难的。有学者通过三维有限元模型分析表明：上前牙的阻抗中心位于距离牙槽嵴顶5.1mm处。当水平牵引力低于该高度时，上前牙发生顺时针旋转；当水平牵引力高于该高度时，上前牙发生逆时针旋转；当水平牵引力通过阻抗中心时，上前牙发生整体移动（图4-5-9）。

前牙阻抗中心是受多因素影响的。牙槽骨的高度和牙周膜的性状对临床医师而言是无法改变的。通常可以通过改变牵引钩的高度和微种植支抗钉的高度来获得不同的力的方向，从而控制牙齿的移动。

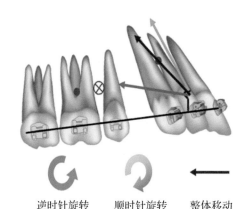

逆时针旋转　　顺时针旋转　　整体移动

图4-5-9　通过阻抗中心的水平牵引力作用于上前牙时的生物力学示意

（一）上牙弓中位牵引

对于前牙覆𬌗关系正常的拔牙病例，可以采用中位牵引的方法。微种植支抗钉位于上颌第二前磨牙和磨牙之间，其高度高于主弓丝8～10mm。侧切牙和尖牙之间的牵引钩高度高出主弓丝 6～7mm。

前牙所受到远中向的作用力位于阻抗中心的下方，弓丝前部发生顺时针旋转；而后牙受到的弓丝远中向传导力也位于阻抗中心的下方，因此后牙部分的弓丝也发生顺时针旋转。整个弓丝发生顺时针旋转，𬌗平面也发生顺时针旋转（图 4-5-10）。

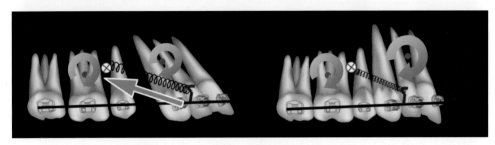

图 4-5-10　上牙弓中位牵引的生物力学示意

（二）上牙弓低位牵引

对于前牙存在开𬌗关系或者有开𬌗倾向的拔牙病例，采用低位牵引的方法。微种植支抗钉仍然位于上颌第二前磨牙和磨牙之间，但是其高出主弓丝的高度不足 8mm，侧切牙和尖牙之间的牵引钩高度高出主弓丝不足 6～7mm，此时，上颌平面发生顺时针旋转。

前牙所受到远中向的作用力位于阻抗中心的下方，弓丝前部发生顺时针旋转；而后牙受到弓丝远中向传导力的作用，也位于阻抗中心的下方，因此后牙部分的弓丝也发生顺时针旋转。整个弓丝发生顺时针旋转，𬌗平面也发生顺时针旋转，而且整个旋转的幅度大于中位牵引（图 4-5-11）。

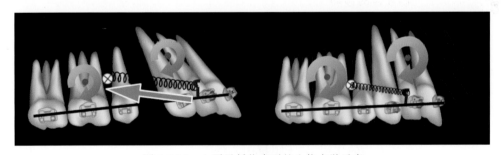

图 4-5-11　上牙弓低位牵引的生物力学示意

（三）上牙弓高位牵引

对于一些前牙覆𬌗较深的患者，可以采用高位牵引的方法。微种植支抗钉位于上颌第二前磨牙和磨牙之间，其高度高出主弓丝 10mm 以上。侧切牙和尖牙之间的牵引钩高度高出主弓丝 6～7mm。

前牙所受到远中向的作用力位于阻抗中心的下方，弓丝前部发生顺时针旋转；同时内收力通过上牙弓阻抗中心的上方，整个上牙弓发生逆时针旋转（图 4-5-12）。

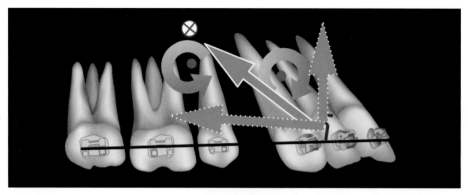

图 4-5-12　上牙弓高位牵引的生物力学示意

对于前牙深覆𬌗的患者，在采用高位牵引的同时，可以在前牙区增加微种植支抗钉植入，此时前牙发生逆时针旋转；同时内收力通过上牙弓阻抗中心的上方，整个上牙弓发生逆时针旋转（图 4-5-13）。

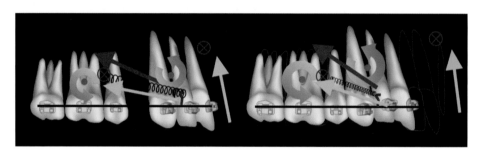

图 4-5-13　上牙弓高位牵引附加前牙区微种植支抗钉的生物力学示意

（四）下牙弓中位牵引

对于前牙覆𬌗关系正常的拔牙病例，可以采用下颌中位牵引的方法。此时，微种植支抗钉位于下颌第二前磨牙和磨牙之间，其高度高出主弓丝 7mm 左右，侧切牙和尖牙间牵引钩高度高出主弓丝 5mm 左右。

前牙所受到远中向的作用力位于阻抗中心的上方，弓丝前部发生逆时针旋转；而后牙受到弓丝远中向传导力的作用，位于阻抗中心的下方，因此后牙部分的弓丝发生顺时针旋转。整个𬌗平面可能保持平衡，不发生旋转（图 4-5-14）。

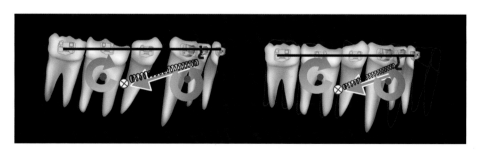

图 4-5-14　下牙弓中位牵引的生物力学示意

（五）下牙弓低位牵引

下颌采用低位牵引时,微种植支抗钉仍然位于下颌第二前磨牙和磨牙之间,其高度高出主弓丝不足 6mm,侧切牙和尖牙间牵引钩高度高出主弓丝 5mm。下颌平面发生逆时针旋转。

前牙所受到远中向的作用力位于阻抗中心的上方,弓丝前部发生逆时针旋转;而后牙受到弓丝远中向传导力的作用,也位于阻抗中心的上方,因此后牙部分的弓丝也发生逆时针旋转。整个弓丝发生逆时针旋转,𬌗平面也发生逆时针旋转。

这种牵引方式适用于前牙存在开𬌗关系或者有开𬌗倾向的拔牙病例(图 4-5-15)。

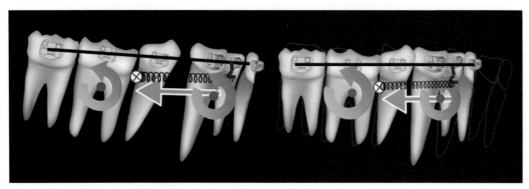

图 4-5-15　下牙弓低位牵引的生物力学示意

（六）下牙弓高位牵引

对于一些前牙覆𬌗较深的患者,可以采用高位牵引的方法。微种植支抗钉位于下颌第二前磨牙和磨牙之间,其高度高出主弓丝 7mm 以上;侧切牙和尖牙之间的牵引钩高度高出主弓丝 5mm。

前牙所受到远中向的作用力位于阻抗中心的上方,弓丝前部发生顺时针旋转;同时内收力通过下牙弓阻抗中心的上方,整个上牙弓发生顺时针旋转(图 4-5-16)。

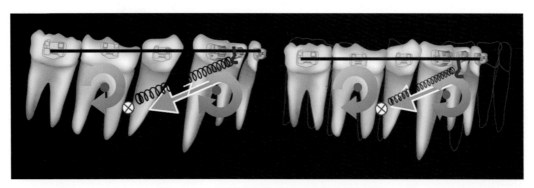

图 4-5-16　下牙弓高位牵引的生物力学示意

三、种植支抗的临床应用

种植支抗的临床应用

微种植支抗钉的正畸临床应用范围很广，既可以单独使用，也可以和固定矫正器一起使用。随着隐形矫正的发展，微种植支抗钉的使用也越来越多。

（一）拔牙病例

在一些拔牙病例中，关闭拔牙间隙时由于支抗的丧失常导致磨牙过度近中移动，前牙内收不足。微种植支抗钉可以提供稳定的绝对支抗，实现前牙的高效率内收，其植入位置多位于上下颌第二双尖牙与第一磨牙的牙根之间，高度位于膜龈联合处。第一磨牙和第二磨牙之间也是一个较好的植入位置。但是下颌植入时要尽量避开颏孔，以免损伤颏神经。微种植支抗钉的长度通常选择 8mm 左右，直径为 1.2～1.4mm。

这个病例前牙存在深覆𬌗，同时又需要内收前牙，建议采用高位牵引的方法，同时在前牙也植入支抗钉，长度约 6mm，直径为 1.2～1.4mm，这样在内收前牙的同时，前牙区产生的垂直向压力起到了压低上颌前牙的作用，同时整个上牙弓发生逆时针旋转（图 4-5-17A、B、C）。

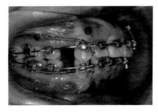 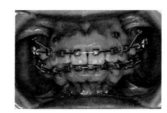 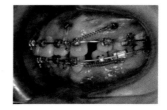

(A) 口内照右侧　　　　　　(B) 口内照正面　　　　　　(C) 口内照左侧

图 4-5-17　高位支抗钉辅助关闭拔牙间隙

（二）整体远中移动

对于一些拥挤度不大、前突不严重的患者，可于上颌颧牙槽嵴和颊棚区植入微种植支抗钉，利用微种植支抗钉实现上下颌的整体远中移动。

微种植支抗钉通常选择 10～12mm，直径约 2.0mm。

这是一个上颌前突的病例，覆盖也较大。建议通过上颌两侧高位支抗钉的植入，使整个上牙弓发生逆时针旋转，从而实现整体远中移动上颌牙列，并改善前牙的覆𬌗覆盖。需要注意的是，由于前牙所受到远中向的作用力位于阻抗中心的下方，弓丝前部发生顺时针旋转，因此需要在前牙区增加正转矩，避免前牙的舌向倾斜（图 4-5-18A、B）。

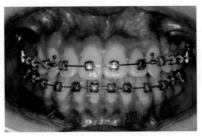
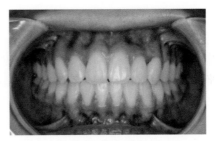

(A) 治疗中口内照　　　　　　　　　　　(B) 治疗结束口内照

图 4-5-18　支抗钉辅助牙列整体远中移动

(三)前牙压低

对于一些深覆𬌗、露龈笑的病例,可以在上颌 11/21 之间或者 12/13,22/23 之间植入支抗钉,压低上颌前牙,控制前牙转矩。需要注意的是,尽量不要在中切牙和侧切牙之间植入支抗钉。有文献报道,在距牙槽嵴顶 8mm 处,中切牙和侧切牙的近远中径只有 1.8mm,这是无法保证支抗钉良好固位的(图 4-5-19A、B)。压低力不能过大,通常在 50～100g 较为合适。

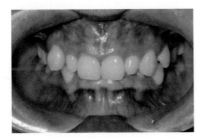
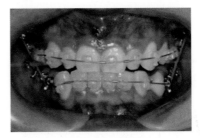

(A) 治疗前口内照　　　　　　　　　　(B) 治疗中口内照

图 4-5-19　支抗钉辅助前牙压低

(四)埋伏牙

支抗钉对于埋伏牙的牵引是一个非常好的辅助工具,真正起到了绝对支抗的作用。选择一个合适的植入位置,开窗助萌,并通过弹性牵引圈对埋伏牙施加轻力牵引,后期再配合固定矫正,能起到很好的牵引效果(图 4-5-20A、B、C)。

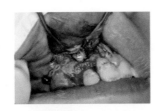
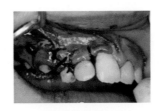
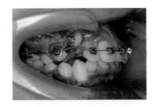

(A) 右上尖牙手术开窗,使用　　　(B) 开窗创口缝合后　　　　(C) 右上尖牙已导萌,进入
弹性链圈将支抗钉与牵引　　　　　　　　　　　　　　　　固定矫治阶段
装置连接

图 4-5-20　支抗钉辅助埋伏牙牵引

总结：微种植支抗钉的出现，拓展了正畸医生处理复杂病例的能力，临床使用方法也非常多，甚至可以在下颌升支植入，牵引并直立近中倾斜的第二磨牙。在一些骨性前突的拔牙病例中，通过微种植支抗钉的使用，能够很好地控制前牙的内收。在传统的正畸治疗中配合微种植支抗钉治疗骨性Ⅲ类的患者，也可以得到满意的效果。同时，使用微种植支抗钉也减少了正畸临床中口外弓等口外装置的使用，减轻了患者日常佩戴的不便和痛苦，让正畸治疗变得更高效、更方便。

我们需要认识到微支抗种植体只是正畸治疗的一种辅助性手段，在临床使用中需要严格选择好适应证，不能对任何一个患者都去使用微种植支抗钉。任何一种微种植支抗钉都会给患者带来一定的组织创伤。

第六节　保持与复发

患者结束主动矫正后，口颌面系统原有的平衡也随之被打破，需要一定时间适应新的平衡状态，因此往往还要在一定时间内采用一定的措施巩固主动矫治的效果，我们把这个阶段称为保持。如果在正畸结束后无法真正实现良好的保持，容易出现矫正效果的改变，导致复发。本节将详细讲解保持的定义与重要性、保持的因素以及保持器。

一、复发与保持的定义

保持的定义与重要性

（一）复发的定义与表现

主动矫治结束后，牙齿、颌骨存在回复到矫治前的错𬌗畸形情况的趋势，即复发（relapse）。诊断错𬌗畸形为正畸后复发需要满足两个要素：①正畸治疗史；②错𬌗畸形的情况与正畸前相似。

（二）保持的定义与重要性

保持（retention）是指将牙齿、颌骨稳固于主动矫治结束时的理想的功能和美观位置，是正畸治疗的一个阶段。正畸治疗的目标是平衡（harmony）、美观（aesthetics）与稳定（stability）。其中，稳定是影响美观和平衡的因素之一。为了尽量避免复发，引导口颌面系统建立长期稳定的新平衡态，需要设置正畸保持阶段。

二、保持的因素

保持与复发的因素

（一）保持的原因

许多因素都会影响正畸治疗的稳定性，包括过矫治（over-correction）设计、尖牙宽度改变、肌功能不平衡、不良习惯、咬合重建、牙周组织改建、髁突位置改变、个体的生长发育以及第三磨牙的萌出。按照在正畸过程中出现阶段的不同,这些因素可大致归纳为三大类。

1. 正畸治疗前

(1)过矫治、尖牙宽度:伴有先天因素(遗传因素)和骨性因素的错𬌗畸形,在治疗时需要通过设计过矫治、改变尖牙宽度等代偿性方法来掩饰性改善患者的错𬌗畸形。过矫治设计和尖牙宽度的改变均是容易引起复发的因素,需要在正畸治疗方案制定阶段进行慎重的思考和限度把控。

(2)肌功能不平衡、不良习惯:后天因素(环境因素)中肌功能不平衡和不良习惯是导致错𬌗畸形的两大病因,需要患者持之以恒地通过训练以达到肌功能平衡和纠正不良习惯,否则极易导致错𬌗畸形的复发。因此,病史询问和专科检查要注意记录这两个因素。

2. 治疗中

咬合重建、牙周组织改建、髁突位置改变:正畸治疗常常会改变患者的咬合关系,随之带来牙周组织的改建,还可能引起髁突位置的变化,而咬合重建、牙周组织改建,以及髁突位置变化都需要通过保持阶段循序渐进地适应新状态。在正畸方案设计和治疗过程中,医生也需要注意牙、牙周以及颞下颌关节目标位的定义和实现方式,尽可能使三者达到相互协调的位置。

3. 主动矫治后

(1)个体生长发育:最新研究表明,生长发育贯穿人的一生,其中,青少年阶段会经历生长发育高峰。因此,对于生长发育期的青少年来说,正畸后复发的概率和保持的难度会增加。在正畸前需仔细甄别病因,在主动矫治结束后加强保持阶段的复诊监控。

(2)第三磨牙(智齿)的影响:未萌出或未拔除的第三磨牙可能对上下牙列产生压迫作用,促使复发的发生,进而影响治疗的稳定性。正畸医师需要向患者提出第三磨牙的治疗建议,对不愿意拔除第三磨牙的患者,需要告知相关风险。

(二)保持的方式

保持的方式有自然保持与机械保持。自然保持是指利用自然力来保持牙列在矫治移动后所达到的新的咬合状态。这是我们正畸治疗的最终目标。机械保持则是指在未能达到充分自然保持时,为了形成自然保持状态而应用机械保持装置保持牙列新的咬合状态。机械保持所用到的装置称为保持器(retainer)。文献资料显示,保持器能够有效提高正畸后牙列的稳定性。

(三)保持的时间与影响因素

正畸结束后要达到天然保持状态所需要的时间与保持的原因有关。比如,咬合重建可以在主动矫治结束时就完成,第三磨牙可以在主动矫治结束前拔除或先天缺失……诸如此类的情况,如果没有其他保持原因的存在,主动矫治的结束就意味着直接进入了天然保持。

大多数病例需要一定时间才能完成咬合改建,因此只能借助机械保持才能最终达到天然保持的状态,甚至一些患者需要终身机械保持使牙、颌、面状态稳定在主动矫治结束时的状态。

牙周组织由牙槽骨、牙龈和牙周膜三部分组成,每一部分都具有组织改建能力。牙周组织的改建至少需要1年的时间,这也是正畸牙移动的生物学基础。当牙齿移动到新的位置时,牙周韧带至少需要3~4个月的时间完成改建,胶原纤维需要4~6个月的时间完成改建,而弹性牙槽嵴上纤维至少需要1年的时间改建。因此,临床上建议固定矫治结束的患者维持机械保持至少1年。同时,为了尽量避免由于弹性牙槽嵴上纤维引起的复发,可以在拆除矫治器之前先行牙槽嵴上纤维环切术。

另一个需要注意的影响保持的原因是个体的生长发育。颌面部生长发育的三维顺序是宽度为先,矢状向稍晚,垂直向最后。通常认为,人的生长发育在青春迸发期之后逐渐减缓,到25岁左右停止,但最新的研究资料表明,人的生长发育贯穿终生,因此在设计保持时间的时候也应当考虑这方面的因素。

三、保持器

保持器

（一）保持器的历史

保持器早在1900年前后就已经被发明和使用。在此之前,现代固定正畸治疗已经开展了近30年。1908年,美国的Hawley医生发明了由腭侧基托和一些金属卡环装置组成的Hawley's保持器(图4-6-1A)。直到今天,Hawley's保持器仍然是临床上较为常用的保持器。1928年,欧洲的Andressen医生将Hawley's保持器进行改良,使之具有简单的矫治功能(图4-6-1B)。1945年,美国的Kesling医生首次将正位器(positioner)(图4-6-2)作为保持器使用。这是一种由软橡胶或弹性塑料做成的整体结构,可对牙齿进行小范围的调整,现在常用于合并颞下颌关节问题的正畸治疗。1970年前后,随着牙科黏结技术的出现和材料技术的革新,固定舌侧丝保持器(图4-6-3)开始出现。几乎是同期,透明硬塑料保持器(图4-6-4)被开发和使用。保持器的历史是正畸学历史的一部分,标志着正畸技术的进步,也彰显了牙科材料技术的日新月异。

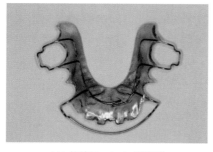
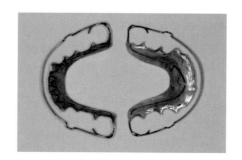

(A) 传统Hawley's 保持器　　　　　(B) 改良式Hawley's 保持器

图 4-6-1　Hawley's 保持器

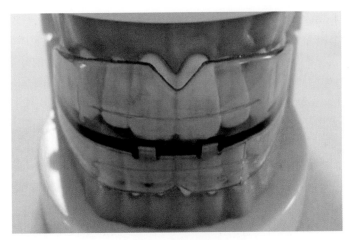

图 4-6-2　正位器

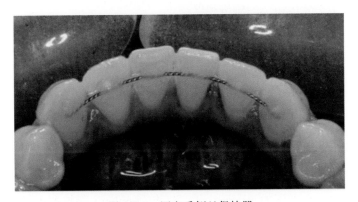

图 4-6-3　固定舌侧丝保持器

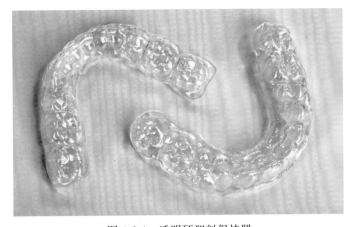

图 4-6-4　透明硬塑料保持器

(二)临床常用保持器

保持器按佩戴方式的不同分为可摘式保持器和固定保持器。其中,可摘式保持器又按是否具有功能性分为非功能性保持器和功能性保持器。

111

常用的保持器如下：

（1）Hawley's 保持器：通常由腭侧基托、双曲唇弓和一对磨牙单臂卡环组成。基托可以覆盖硬腭的全部，也可做成马蹄形。基托具有防止牙齿舌腭向、前牙唇向以及扭转复发的作用。

（2）改良式 Hawley's 保持器：在传统 Hawley's 保持器的腭侧基托上设置了推簧，可以小范围调整复发的前牙使之归位。

（3）固定舌侧丝保持器：连于两个尖牙之间的固定舌侧丝可直接黏结于前牙的舌隆突上，主要用于下颌前牙作为矫治后的有限保持或永久保持。

（4）透明压膜保持器：制作方法是将硬质塑料膜片放入真空压膜机一次成型，十分简便快速，因而成为现在使用最为普遍的主动矫治结束后的即刻保持器。

（5）正位器：是一种由软橡胶或弹性塑料做成的整体结构，就位后可包住全牙列的牙冠，唇颊侧的上下缘可伸展到盖住上下牙列的附着龈。正位器适用于矫治不甚完全或不缺乏间隙的轻度个别牙齿错位的矫治和保持。

（三）临床常用保持器的特点

（1）Hawley's 保持器和改良式 Hawley's 保持器具备可摘式保持器的共同优点，即易清洁，且可通过改良部件实现功能性，对前牙的保持能力好，可以供患者长期佩戴，但由于有横跨前牙的唇弓的存在，美观度较差。

（2）透明压膜保持器也具有良好的清洁性，美观度好，对前牙的保持能力好，但不具有功能性。透明压膜保持器会在前后牙形成一层均匀的咬合分离，相对前牙而言，后牙所受的分离力更强，长期佩戴容易造成后牙被压低进而出现后牙开合，故不建议患者长期佩戴。

（3）固定舌侧丝不具备可摘式保持器的易清洁特点，也不具备功能性，但在美观、前牙保持及长期预后方面均有较好表现。

（4）正位器则有易清洁、功能性和前牙保持的特点，但在美观度上有较大的欠缺，也不适合作为长期使用的保持器。

参考文献

[1] Andrews L F. The straight-wire appliance[J]. J Clin Orthod,1976,10(3):174-195.

[2] Creekmore T D, Kunik R L. Straight wire: the next generation[J]. Am J Orthod, 1993,104(5):8-20.

[3] Papadopoulos M A, Tarawneh F. The use of miniscrew implants for temporary skeletal anchorage in orthodontics: a comprehensive review[J]. Oral Surg Oral Med Oral Pathol Oral Radiol Endod,2007,103(5):e6-e15.

[4] 曾祥龙,傅民魁. 口腔正畸直丝弓矫治技术[M]. 北京:中国科学技术出版社,1994.

[5] 赵志河. 口腔正畸学[M]. 7 版. 北京:人民卫生出版社,2020.

第五章　正畸相关多学科联合治疗

第一节　正畸正颌联合治疗

一、正畸正颌联合治疗简介

正畸正颌联合
治疗简介

（一）正畸正颌联合治疗的定义

正畸正颌联合治疗（combined orthodontic and orthognathic treatment）是指对生长发育完成后的严重的骨源性错殆畸形（包括各种先天畸形、发育畸形和外伤引起的牙颌面畸形），采用正畸配合外科手术的方法来矫治。所谓的骨源性错殆畸形是指由于上下颌骨之间大小（发育不足或发育过度）、形态（不对称）和位置关系（前突或后缩）不协调所引起的牙颌面畸形。

（二）正畸正颌联合治疗的适应证

正畸正颌联合治疗的适应证主要包括以下三方面：
（1）严重的骨性不调或非常严重的牙面、齿槽骨畸形；
（2）成年患者几乎无任何生长，无法施行掩饰性治疗者；
（3）年轻患者存在极严重的或进展中的骨性畸形。

（三）正畸正颌联合治疗的时机

手术时机选择是否恰当，也是决定手术能否成功的一个重要因素，有时候尽管手术设计比较合理，手术本身也很成功，但因时机选择不恰当而没有收到良好的手术效果。

对于过度颌骨生长的畸形患者，手术需延迟到生长发育基本结束之后，尤其是下颌前突畸形患者。对颌骨发育不良的患者，可适当提早手术时间，但一般在生长高峰期之后；一些生长过度，但严重影响心理健康和社会行为的患者，也可适当提前手术时间。青春期前手术的主要适应证是因生长障碍引起的进行性发育畸形—髁突外伤或感染引起的下颌关节强直。

（四）正畸正颌联合治疗的程序

正畸正颌联合治疗的程序包括：①初诊和临床资料收集；②多学科联合会诊并制定治疗方案；③矫治前口腔综合治疗；④术前正畸治疗；⑤正颌外科手术治疗；⑥术后正畸治疗；⑦保持(图 5-1-1)。

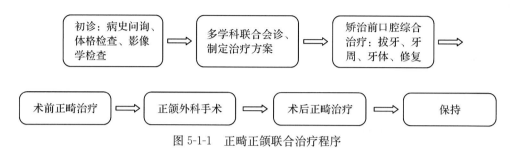

图 5-1-1　正畸正颌联合治疗程序

1.初诊和临床资料收集

对于严重错𬌗畸形患者，必须全面收集病史，仔细检查分析，得出正确的诊断，从而制定合理的治疗方案。初诊时，在常规了解患者的病史资料的同时，要深入了解患者的主诉和治疗要求。对于颌面外科及正畸科所关心的病史资料都要收集齐全。

临床检查包括全身检查、牙颌面的局部检查及特殊检查。

全身检查主要了解患者是否有其他系统或部位的异常，是否为某种综合征患者，判断患者的全身健康状况是否适合手术。

牙颌面的局部检查重点了解牙、𬌗、牙周、颞颌关节、上下颌骨各部位的情况以及各部位之间的关系。

特殊检查包括牙𬌗模型分析、X线片检查、面像及口内像。此外，还要根据患者的个体情况进行其他必要的检查。

2.多学科联合会诊并制定治疗方案

现代正颌外科治疗计划应贯穿全部治疗过程并涉及多学科。几乎在所有病例的治疗小组中，口腔颌面外科医生与正畸科医生是最主要的成员，还需要有牙周科医生、修复科医生参加，必要时还需要心理医生配合，共同进行病例的检查、诊断与分析，共同制定治疗方案。

根据患者口腔内牙体、牙周及牙列的情况，制订出适宜的牙体、牙周及修复治疗计划，在治疗方法、时机及预后等方面都应制定出具体的方案。

3.矫治前口腔综合治疗

除根据设计需要拔除的牙齿外，其他牙齿均应进行全面的牙体与牙周治疗。对于牙冠缺损面积较大，但又需要保留的牙齿，应做暂时性全冠加以保护，待全部治疗结束后换永久性全冠修复。

正畸正颌患者拔牙矫治的目的不仅是开拓间隙，重要的是创造空间，以利颌骨的前徙和后退，因此拔牙原则与单纯的代偿性正畸治疗有所不同。此外，第三磨牙也是正颌外科患者常需要拔除的牙齿，而且通常在手术之前拔除，这不仅是排齐与整平牙弓，调整牙弓关系的需要，更重要的是它常常会影响手术中截骨和骨段的固定与愈合，所以术前拔除阻生的第三磨牙，对整个治疗来说显得尤为重要。

4.术前正畸治疗

术前正畸治疗的目的从根本上来说就是为了创造手术条件,以利于手术中颌骨的移动与定位及术后颌骨与咬合的稳定性。术前正畸以去代偿为主,详细内容将在下一节术前正畸中介绍。一般术前正畸持续1.5~2.0年。

5.正颌外科手术治疗

术前正畸完成后需再次确认正颌手术方案。术前正畸治疗结束后,应收集阶段性病例资料,包括全颌曲面断层、头颅侧位片、CBCT和牙𬌗模型;对患者牙齿、牙弓、颌骨及面部软组织的位置与形态进行全面分析;经X线头影测量分析畸形发生机制后,在软件上确定颌骨的移动方向及距离,并预测术后面部软组织间的关系,与外科进一步讨论设计并确定最终手术方案。

制作正颌手术𬌗板。制作定位𬌗板,是为了准确地执行模型外科确定的手术方案,确保手术后牙齿能达到预期的咬合关系。定位𬌗板是根据手术的要求制作的,制作应准确。𬌗板按作用可分为中间𬌗板和最终𬌗板,一般厚度为1~2mm。

正颌手术:正颌外科术前应对患者进行心理评估,尤其应评价患者的求治动机。如有以下情况应引起注意:极力劝医生给予手术者;极大夸大畸形;对手术犹豫不决者;对术后可能并发症不能接受者;期望过高、要求过分者。如果出现上述情况应及时与患者进行沟通,不能取得患者理解则应考虑推迟手术。

常用的正颌外科手术方法:上颌骨Le Fort Ⅰ、Ⅱ型截骨术(图5-1-2);双侧下颌升支矢状截骨术(图5-1-2);升支垂直或斜形截骨术;下颌骨下缘截骨颏成形术(图5-1-3);牙槽骨局部截骨术等。

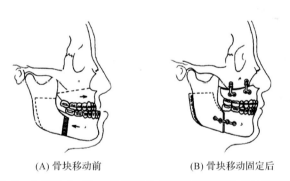

(A) 骨块移动前　　　　　　　　(B) 骨块移动固定后

图 5-1-2　上颌骨 Le Fort Ⅰ型截骨术和双侧下颌升支矢状截骨术

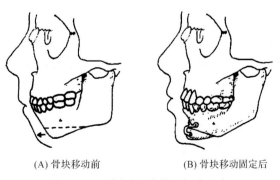

(A) 骨块移动前　　　　　　　　(B) 骨块移动固定后

图 5-1-3　下颌骨下缘截骨颏成形术

6.术后正畸治疗

术后正畸主要进行咬合的精细调整,使患者治疗后达到较理想的咬合关系,详细内容将在正畸正颌联合治疗之术后正畸中介绍。一般术后正畸持续0.5～1.0年。

7.保持

保持器可以采用活动保持器或固定保持器。保持器戴用时间2年左右。拆除矫治器后6～12个月,全天戴用;接下来的6～12个月每晚戴用;随后隔晚或隔2～3晚戴用,逐渐减少,直至停止戴用和复诊。

（五）骨性边缘病例的治疗选择

对于一些骨性边缘病例究竟采用手术还是非手术治疗,除了要征求患者的意见外,以下三个方面也应予以认真考虑:平均、短面型的患者偏向于掩饰性正畸治疗,长面型的患者偏向于正畸正颌联合治疗;轻度前后向颌骨不调、软组织外形基本正常、无横向骨骼不调的患者偏向于掩饰性正畸治疗;重度前后向颌骨不调、软组织外形存在较明显异常、伴有横向骨骼不调的患者偏向于正畸正颌联合治疗;年龄偏小、有生长潜力的患者偏向于掩饰性正畸治疗,成人患者、无生长潜力的患者偏向于正畸正颌联合治疗。

二、正畸正颌联合治疗之术前正畸

正畸正颌联合
治疗之术前正畸

（一）术前正畸治疗的目的

术前正畸治疗的目的从根本上来说就是为手术创造条件,以利于手术中颌骨的移动与定位及术后颌骨与咬合的稳定性。

（二）术前正畸治疗的内容

术前正畸治疗的内容主要包括以下四个部分:
第一,排齐牙齿、整平牙弓、改正不良𬌗曲线。
第二,调整上下牙弓近远中及颊舌向关系。
第三,去除牙齿代偿性倾斜。
第四,关闭间隙。

（三）术前正畸治疗的方法和步骤

1.牙弓的排齐与整平

正颌外科患者若有牙齿排列不齐,可影响颌骨在手术时的移位,因而在术前要排齐牙齿,将牙齿矫治到移动颌骨时不发生牙齿的干扰。常用0.022英寸方丝弓或直丝弓矫治器。牙弓的排齐与整平阶段弓丝的使用原则是由细到粗、由软到硬、由圆到方循序更换。

对于重度深覆𬌗与开𬌗畸形,通常进行牙弓分段排齐与整平,常将牙弓分为前段和左右侧后段,采用片段弓进行排齐与整平。

2.调整上下牙弓长度关系

术前正畸一个重要内容是调整上下牙弓长度关系,恢复正常切牙角度,建立正常的切牙倾斜度。临床上常通过拔牙矫治,以建立正常的切牙倾斜度和协调的上下牙弓关系,以及牙弓与基骨的关系。拔牙后牙弓的间隙可由正畸矫治关闭,或通过骨块移动消除间隙。

3.牙弓宽度的调整

为了使术后上下牙弓宽度相匹配,对于下牙弓宽而上牙弓狭窄(主要是尖牙、双尖牙区狭窄)的患者,单纯通过手术扩展上牙弓有一定的局限,辅助以术前正畸扩弓是必要的(图5-1-4)。

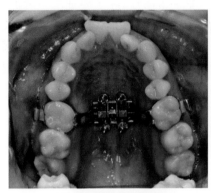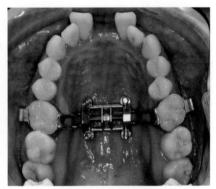

(A) 扩弓器初戴口内照　　　　　　　(B) 扩弓完成口内照

图 5-1-4　上颌骨性扩弓装置(maxillary skeletal expander,MSE)进行术前正畸扩弓

可以使用 MSE 骨性扩弓器、扩弓簧活动矫治器、螺旋扩弓矫治器、Quad-Helix 扩弓矫治器、舌弓矫治器和颊向扩大辅弓等装置。当然,对于上牙弓过窄下牙弓过宽,后牙段严重反𬌗,只能通过手术辅助扩弓或者手术分块扩大上牙弓,改善牙弓宽度不调。

扩弓时应掌握以下三个原则:

(1)仅限于牙弓轻度不调;

(2)保持牙齿正常的颊舌向倾斜度;

(3)保证牙弓位于基骨之上。

注意:盲目扩弓将会造成牙周组织损伤,咬合关系紊乱,很容易复发。

4.纠正牙齿代偿性倾斜

以骨性Ⅲ类下颌前突患者为例,下颌前突患者的下颌骨在发育过程中,由于唇肌、口轮匝肌的压力,常使下前牙向舌侧倾斜,舌肌的压力使上前牙向唇侧倾斜;同时,下前牙舌倾,上前牙唇倾,克服颌骨过度向前生长对咬合关系的影响,以维持咬合功能,这种现象称为"牙代偿"。如果术前不将其去除,则下颌骨的后退就要受限,下颌前突只能得到部分矫正,术后面容就不会很理想。如果在不去代偿的前提下强行将下颌骨后退到正常位置,则会导致更严重的咬合紊乱,使术后的复发可能性大大增加。因此,通过正畸手段将代偿严重的上、下前牙分别向腭侧和唇侧直立,即"去代偿",就成为术前正畸的主要目的之一。术前正畸治疗结束后,牙齿的排列似乎比治疗前的畸形更加严重,但这是暂时的,治疗前应先告知患者(图5-1-5)。

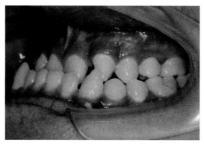 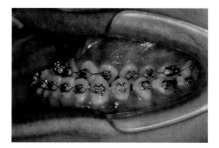

(A) 术前正畸前   (B) 术前正畸治疗结束

图 5-1-5   术前正畸治疗前后对比

5. 确定最终手术方案

术前正畸治疗结束后，应收集阶段性病例资料，包括全颌曲面断层片及头颅侧位片，CBCT 和牙𬌗模型；对患者牙齿、牙弓、颌骨及面部软组织的位置与形态进行全面分析；X 线头影测量描迹图的裁剪拼对和模型外科方法，术前计算机手术模拟和术后预测，与外科进一步讨论设计并确定最终手术方案（图 5-1-6）。

手术前   手术后

(A) 手术前软组织拟合效果   (B) 手术后软组织模拟效果

手术前   手术后

(C) 手术前颌骨拟合效果   (D) 手术后颌骨模拟效果

图 5-1-6   术前计算机模拟

三、正畸正颌联合治疗之术后正畸

正畸正颌联合
治疗之术后正畸

（一）术后正畸治疗的目的

术后正畸治疗的目的是对术后咬合关系进行精细调整；通过术后正畸解决牙列中存

在的所有问题,使其达到理想的咬合关系;同时术后正畸还要有利于术后畸形复发的控制。

(二)术后张口及下颌运动训练

关于术后殆板去除,单颌手术患者一般术后一周左右去除殆板,双颌手术患者可适当延迟至 10 天左右去除殆板。正颌术后很重要的一点是及时进行术后张口及下颌运动训练,以减少术后瘢痕组织对张口及下颌运动的限制作用。大多数患者在术后 4～6 周,部分患者也可以更早一点,进行张口度练习,每天 2 次,每次 10～15 分钟。术后 6～8 周,患者基本恢复正常的张口和下颌运动。

(三)术后正畸治疗开始时间及疗程

目前正颌手术一般采用坚固内固定,术后 3～4 周可以开始术后正畸;如采用骨内钢丝固定,建议术后 6～8 周开始术后正畸。如患者骨愈合较慢,术后正畸开始时间适当推迟,待骨愈合基本完成再开始术后正畸。术后正畸一般持续 1 年左右。

(四)术后正畸治疗的内容

术后正畸的内容主要包括以下四方面:术后上下颌间弹力牵引;术后牙列的排齐整平;术后剩余间隙的关闭;术后咬合关系的调整。

1. 术后上下颌间弹力牵引

术后上下颌间弹力牵引非常重要,以促使软组织适应新的颌骨位置。术后弹力牵引方式灵活多变。上下颌间牵引包括颌间垂直牵引、Ⅱ类牵引或者Ⅲ类牵引。

2. 术后牙列的排齐整平

术后重新排齐牙齿前,首先对黏结不准确的托槽、带环位置进行调整;视情况用高弹性弓丝作为起始弓丝,弓丝由细到粗、由软到硬、由圆到方循序更换,再次排齐上下牙列。牙列整平时配合灵活多变的牵引。术后前牙的覆殆覆盖应恢复正常,对于术后较常见的后牙小开殆,采用垂直牵引,如"盒"形牵引、"三角"形牵引、"W"形牵引、小Ⅱ类或小Ⅲ类牵引进行纠正(图 5-1-7)。前牙开殆患者,术后易复发,应在术后正畸过程中预防复发,可采用前牙轻力垂直牵引,或在弓丝上弯制前倾弯、反摇椅弓形。

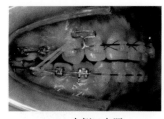 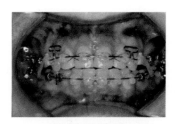 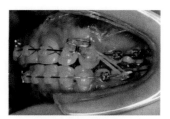

(A) 右侧口内照　　　　　　(B) 正面口内照　　　　　　(C) 左侧口内照

图 5-1-7　术后正畸牵引

3. 术后剩余间隙的关闭

颌骨分块手术、根尖下截骨手术后在上下牙列会残留间隙。若间隙较小,则可采用橡皮链关闭间隙;若间隙较大,且需控制牙的轴倾度时,则采用不锈钢方丝,用关闭曲或滑动法关闭间隙。

4.术后咬合关系的调整

在矢状向及垂直向,需配合灵活多变的牵引。术后,磨牙、尖牙关系恢复良好,为防止复发,可配合轻的Ⅱ类或Ⅲ类牵引。为使牙齿达到良好的咬合关系,还可配合短Ⅱ类或短Ⅲ类牵引。术后,若前牙覆盖异常,深覆盖或对刃或有反𬌗趋势,需采用粗的不锈钢丝,施加较大的Ⅱ类或Ⅲ类牵引力进行调整。

在横向,上颌牙弓狭窄的患者,通过Le Fort Ⅰ型截骨术扩增牙弓宽度,术后上颌可配合扩弓辅弓,以防上牙弓塌陷。

(五)正畸正颌联合治疗后的保持

与单纯正畸治疗患者一样,正畸正颌联合治疗患者矫治后也需保持。研究表明,影响正畸正颌联合治疗稳定性的因素包括颌骨内固定的方式、手术部位、手术术式、颌骨畸形的严重程度与术中骨块移动的距离、术后咬合关系情况等。

正畸正颌联合治疗患者的保持通常采用与单纯正畸治疗相同的保持器。保持时间通常持续2年左右,根据患者情况可适当调整。拆除矫治器后6～12个月,全天戴用;接下来的6～12个月每晚戴用;随后隔晚或隔2～3晚戴用,逐渐减少,直至停止戴用和复诊。

第二节　正畸参与的颞下颌关节紊乱病多学科联合治疗

一、颞下颌关节的解剖特点

颞下颌关节与
颞下颌关节紊乱病

(一)颞下颌关节的组成与特点

颞下颌关节位于颅骨与下颌骨之间,为双侧联动的铰链关节,是人体中最复杂的关节之一,行使着最复杂的生理功能。颞下颌关节在语言、咀嚼、感情的表达中起着重要的作用。颞下颌关节由下颌骨髁突、颞骨关节面、关节盘、关节囊和关节韧带(颞下颌韧带、蝶下颌韧带、茎突下颌韧带)组成。颞下颌关节的血供主要来自颞浅动脉及上颌动脉的关节支,关节盘除其中央部分外,均由动脉血供。神经来自咬肌神经及耳颞神经的耳前支。淋巴回流至耳前淋巴结、腮腺深淋巴结及颈外深淋巴结。

颞下颌关节具有负重功能,咀嚼运动时受到比较大的压力;借助关节盘、韧带和强大的肌肉,具有一定的稳定性;由于关节窝比髁突明显要大、关节盘附有肌肉、关节囊和韧带较为松弛和弱小等原因,关节活动极为灵活。

（二）颞下颌关节的紊乱运动

颞下颌关节可以在矢状方向和冠状方向运动，双侧髁突可做不对称运动，但不能独立运动。运动的形式可以是单纯的转动、滑动，也可以是滑动兼转动。如图 5-2-1 所示，正常开闭口运动时翼外肌下头收缩，两侧髁突向前下滑动伴部分转动，髁突运动到关节结节处停止滑动，只有转动。闭口位上（图 5-2-1A），关节盘的后带位于髁突头的正上方12点位置（后带与双板区的结合处位于 12 点的 10°范围内），中间区位于颞骨关节结节和髁突头的前部之间，前带位于关节结节的下方，髁突头的前方。开口位上（图 5-2-1B），后带位于 12 点的背侧位置。

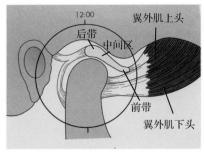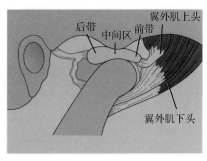

(A) 闭口位　　　　　　　　　　　　　(B) 开口位

图 5-2-1　正常颞下颌关节开闭口运动示意

结构紊乱的关节盘可发生可复性和不可复性前移位。由于翼外肌的作用，关节盘移位的方向多为前内向，常常产生开闭口往返弹响声，较清脆。一般开口弹响可发生在开口任意时期，为移位的关节盘恢复正常位置时发生的。闭口弹响发生于接近牙尖交错位时，为关节盘重新移位时发生的。关节盘移位也可能出现开口时的单音弹响，或没有弹响声，下颌运动范围正常，但开口型异常。若关节盘移位进一步发展，关节盘的附着会进一步拉长，关节盘后带变薄，双板区上份的弹力纤维的弹力明显降低，此时的关节盘可完全位于髁突的前内侧。在功能运动中，关节盘可以复位，也称为可复性盘移位（图 5-2-2）。通常当下颌开口至某一特定的位置时，有开口受限的感觉，开口型有明显的偏移后，关节盘复位，产生一较大声的弹响，开口范围恢复正常。闭口弹响仍为关节盘重新移位时发生的，一般声响较小。

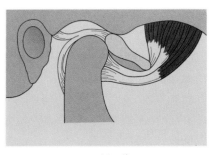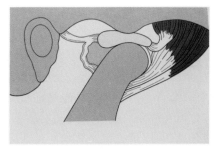

(A) 闭口位　　　　　　　　　　　　　(B) 开口位

图 5-2-2　可复性盘前移位开口运动示意

当关节盘完全位于髁突的前内侧，髁突向前下移动推压关节盘时，盘始终不能反跳复位称为不可复性盘移位(图 5-2-3)。此时可能无弹响，但往往有弹响史。开口度仅为25~35mm，被动开口不能增加开口度，开口型偏向患侧，下颌向对侧的侧方运动受限。由于不可复性盘移位关节的髁突位于盘后区，所以可能伴有疼痛症状。随着关节盘移位的时间延长，关节盘双板区伸长、纤维化，可改建成类关节盘结构。此时，开口度可逐渐增加，甚至可达到正常的开口度范围。

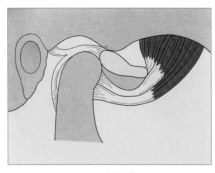 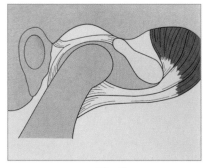

(A) 闭口位　　　　　　　　　　　　　(B) 开口位

图 5-2-3　不可复性盘前移位开口运动示意

（三）颞下颌关节紊乱病的病因与临床表现

1.病因

颞下颌关节紊乱病(temporomandibular disorders，TMD)是临床常见病，病因尚不明确，目前较多学者认为是由多因素引起的。咬合、肌肉、精神、心理、免疫、代谢与颞下颌关节互相影响，形成一个口颌系统功能整体，任一环节出现问题就可出现颞下颌关节紊乱病。颞下颌关节在颅面演化过程中出现，颞下颌关节的结构、功能、形态的改建和牙齿、咬合紧密相关，𬌗因素是 TMD 的重要因素，如闭锁性深覆𬌗、个别前牙及后牙反𬌗、磨牙缺失等容易引起𬌗功能紊乱，导致 TMD 发生。

2.颞下颌关节紊乱病的临床表现

（1）疼痛。疼痛是颞下颌关节紊乱病的重要症状，常在张口和咀嚼时发生。疼痛的部位可以在关节区或关节周围，也可以表现在其他部位，如头痛、耳内痛、眼眶痛，有时还可放射至颈、背、臂部。除了自发痛外还可有压痛和敏感。疼痛主要源于肌肉，常伴有功能障碍。疼痛的程度与肌肉受损程度有关。疼痛也可来自关节的附着结构。

（2）下颌运动异常。下颌运动异常表现为因肌肉痉挛所致的张口受限，受限程度不一，也可表现为张口型异常，张口偏斜、偏摆或颤动。下颌运动异常还可表现为关节铰锁，如不能张口。关节稍做活动才能张口这种情况，常因关节盘移位所致。

（3）关节杂音。由于关节盘的移位或关节器质性病变，在张闭口时可出现关节杂音。关节盘移位可在开闭口的不同时期发生弹响，有的声音很响可闻，有的则较轻需用听诊器或手摸触感，在严重关节器质病变时则可听到捻发和破碎性杂音。

以上三种临床表现不一定在所有患者中同时出现，有些患者可只出现其中一种或两种临床症状，其程度也各异。

二、颞下颌关节紊乱病的咬合因素

(一)正中关系位

正中关系(centric relation,CR)是下颌对上颌的位置关系,是髁突在关节窝内的位置关系。当上下颌的牙齿不能确立稳定的上下颌关系时,正中关系是上下颌之间唯一可以利用的稳定连接位置关系。因此,临床上可以用正中关系来建立正中𬌗位(centric occlusion,CO)。

髁突位于关节窝的什么位置才是生理性的、可重复的以及临床可再现的呢?从20世纪初至今,关于正中关系的定义从髁突位于关节窝的"最后位""后上位""最后最上最中位"到"前上位",争论一直持续。在《口腔修复学词汇集》(*The Glossary of Prosthodontic Terms*,GPT)第七版中已经有关于"正中关系"的定义。2017年,GPT将七种正中关系定义整合为一条:当结构关系正常的盘突复合体位于关节窝最前、最上位,紧靠关节结节后斜面时,下颌骨相对于上颌骨的位置关系;与垂直距离或牙齿位置无关;在此位置上,下颌仅可做单纯转动运动;从此位置起,患者可做垂直、侧方及前伸运动。正中关系位是具有临床意义、良好重复性的生理颌位(图5-2-4)。处于正中关系的正常盘突复合体能抵抗升颌肌群的最大收缩力而无不适。在下颌运动过程中,颌位关系与关节位置密切相关,相互影响,良好的咬合关系是口颌系统行使正常功能的保障。恢复髁突—关节窝的正常位置关系,从而使咬合与颞下颌关节、咀嚼肌功能相协调,是治疗颞下颌关节紊乱病的有效手段之一。正中关系与错𬌗畸形的诊断、治疗方案设计密切相关,既是正畸治疗前评估错𬌗畸形严重程度的指标之一,也是正畸正颌联合治疗时必须考虑的因素之一。对于患有TMD、咬合不稳定、肌功能紊乱、功能性及骨性错𬌗畸形的患者,更应重视治疗前、中、后正中关系—正中𬌗位(CR-CO)的记录与判断。

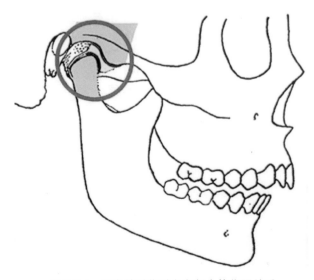

图5-2-4　正中关系位时盘突复合体位置关系

正确的正中关系位的获取受诸多因素的影响，如医生的操作方法、咬合记录材料、患者的依从性等，常见的方法有 Dawson 双手扶持法、颏诱导法、卷舌后舔法、Leaf Gauge（正中关系咬合片）法、吞咽咬合法、功能反射法、肌检测仪法、运动面弓等。例如临床常用的双手扶持法，术者位于患者后方，拇指置于患者颏区，其余四指放在下颌骨下缘，轻轻握持下颌骨，重复数次轻度张闭口运动，然后拇指轻轻施以向后的力，小指施以向上的力，在患者完全放松状态下多次反复引导髁突进入关节窝前上位，保证在正中关系位关节韧带没有受到牵拉。

（二）牙尖交错位

牙尖交错位（intercuspal position，ICP）是一种牙尖交错时上下颌的位置关系，不依赖于颞下颌关节的位置。此时，上下牙处于最广泛、最紧密的接触，也称为正中𬌗位（CO）。该位置也是下颌多种运动的起始位或终止位，且下颌运动的重复性好，因此被作为检查、诊断和评价咬合关系的基准位。

牙尖交错位作为参考标志的特点是：①颞下颌关节。髁突在下颌窝中，基本处于中央位置，即关节的前、后、上间隙基本相等；髁突的关节前斜面、关节盘中间区、关节结节后斜面三者之间密切接触；双侧髁突形态和位置对称，关节内压力正常。②咬合关系。在正常垂直高度状态下，上、下牙牙尖交错，接触广泛而紧密，具有正常的牙尖斜面引导作用，即当下颌自然闭口至上、下牙尖接触时，由于牙周膜本体感受器的反馈调节作用，咀嚼肌做相应的收缩，下颌牙沿着上颌牙牙尖斜面的引导，很自然而且稳定地进入牙尖交错位。此外，由于下颌位置的维持需要有肌的收缩来完成，左、右两侧升、降颌肌相对平衡的收缩作用对于维持正常的牙尖交错位起着重要的作用，因此通常也将下颌骨的对称运动中，双侧咀嚼肌收缩对称、有力，作为牙尖交错位正常的重要标志之一。

牙尖交错位正常的意义：牙尖交错位是下颌的主要功能位，咀嚼、言语、吞咽等功能活动，均与牙尖交错位关系密切；而且牙尖交错位是最易重复的下颌位置，临床上可作为许多检查、诊断和治疗的基准位；牙尖交错位正常，则双侧咀嚼肌可发挥相对均衡、对称的收缩力，有利于下颌的各种口腔功能运动的协调与稳定，对于防止运动时产生的创伤作用，具有积极的意义。

下颌铰链运动闭合的过程中，即从上下颌第一个牙齿接触到上下颌牙齿的最紧密、最大面积的接触过程中，会出现下列情况：①下颌位置不变，即 CR 与 ICP 一致。②下颌向正前方滑行一段距离，一般不超过 1mm，这个距离就是"长正中"。此种情况最为普遍，此时下颌骨轻微的逆时针旋转，髁突下降。一般认为，如果长正中大于 1.5～2.0mm，诊断为 CR 与 ICP 不协调。③下颌滑行发生偏斜，这种情况通常是由于上下颌牙齿的早接触所致，提示存在𬌗干扰。

（三）颞下颌关节紊乱病的咬合因素

咬合与颞下颌关节作为口颌系统的重要组成部分，两者之间存在着形态与功能协调一致的关系，良好的咬合是口颌系统平衡的基础，也是口颌系统正常行使功能的重要保证。异常的咬合与颞下颌关节紊乱病的发生发展之间的联系尚存争议，目前认为，殆因素不是颞下颌关节紊乱病唯一的致病因素，还包括如创伤、心理等其他重要因素。异常的殆因素可削弱口颌系统的耐受力，在一些突发事件（如殆紊乱、精神或身体创伤等）的作用下可诱发颞下颌关节紊乱病。当殆因素与颞下颌关节紊乱病密切相关时通过咬合治疗能取得满意的疗效；但当殆因素与颞下颌关节紊乱病无关时，咬合治疗则无效果。常见的引起颞下颌关节紊乱病的殆因素有殆干扰、殆面过度磨耗、后牙缺失、单侧后牙反殆等。

殆干扰是指咬合高点阻碍或干扰了下颌在保持牙接触情况下所进行的平滑协调的各向运动，从而迫使下颌发生偏斜运动或非功能接触。殆干扰常被认为是引起口颌系统功能紊乱的潜在因素。常见殆干扰有前伸殆干扰、侧方殆干扰、后退殆干扰、个别殆干扰。对正中关系的殆干扰刺激了牙齿牙根内和牙周的机械感受器，而这些牙齿对非正中运动至最大牙尖交错位时的协调肌肉运动造成了干扰。长期的殆干扰使关节代偿能力下降，可导致关节退行性变，出现 TMD 症状。

早接触是一种常见的殆干扰。下颌由姿势位闭合，到上下牙发生最初接触的颌位，如果不是牙尖交错广泛紧密的接触，而只有少数牙甚至个别牙接触，称为早接触（premature contact）。下颌沿肌力闭合道闭口到牙尖交错位时，由于个别牙或少数牙先接触，则升颌肌需要增加收缩力才能达到牙尖交错接触。长期大力收缩将造成升颌肌功能失调；早接触牙齿因承受过大的殆力，可引起不适、疼痛和咬合创伤。如第二磨牙伸长及异位萌出可导致 ICP 时上下牙尖窝接触不密合、早接触以及殆干扰，导致正中咬合的稳定性及侧方殆运动的平衡性下降，是常见的牙弓后段的殆干扰（图5-2-5）。

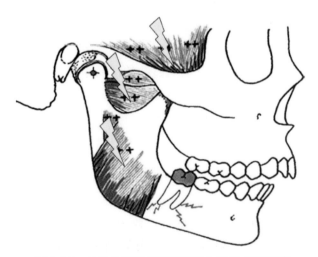

图 5-2-5　早接触等干扰引起的咬合创伤、肌肉疼痛

另一个常见的殆因素是殆面过度磨耗（图 5-2-6）。后牙咬合面和前牙切缘均磨耗的患者，前牙覆殆减小，呈对刃殆，下颌骨向前上移位，髁突前移；后牙咬合面重度磨损形成病理性下颌后退关系及垂直距离减小的患者，下颌由姿势位闭口至牙尖交错位时，前牙

覆𬌗加深，呈深覆𬌗，在加深的切导作用下髁突向后上移位，颞下颌关节前间隙增大，后间隙变窄。髁突向后上移位可以压迫关节囊以及关节后部的软组织引起不适，甚至疼痛；或者因受压关节腔变小，关节内压增高，也可能引起关节区疼痛与不适。同时，髁突及颞下颌关节窝由于受力过大，可以形成关节退行性改变。牙列磨耗引起垂直距离降低，升颌肌群为了维持低咬合状态，在牵张反射的调节下，出现肌肉痉挛及肌肉紧张，久而久之易引发肌功能紊乱。

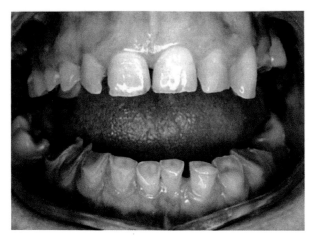

图 5-2-6　𬌗面过度磨耗

前牙反𬌗的患者，下颌因受到上前牙的阻挡而不能后退，必须向前调整而处于近中位，闭合轨道异常，髁突向前移位，关节前间隙变小，后间隙增大。在做侧方运动时，反覆盖的上前牙会干扰下颌向工作侧滑动而使侧方运动受限。个别前牙反𬌗导致的干扰更为严重，不仅可以形成下颌前伸干扰，也可以形成侧方以及后退𬌗干扰。前牙反𬌗患者在前伸运动过程中，从下颌运动轨迹描记仪所测得的下颌运动曲线显示，部分患者由后退接触位到牙尖交错位之间的"长正中"较长，过长的滑动距离易出现𬌗干扰，影响颞下颌关节运动功能。

当存在单侧后牙反𬌗或者锁𬌗时，侧方运动过程中，下颌向工作侧滑动会受到反（锁）𬌗的后牙的干扰而使侧方运动受限，下颌常处于被迫位，个别后牙反（锁）𬌗导致的干扰更为严重。单侧后牙反（锁）𬌗患者在进行咀嚼运动时，由于是非正常的工作尖接触，即正常𬌗的引导尖变成支持尖，导致咀嚼运动时牙尖对下颌的引导方向也发生变化，上、下颌后牙斜面的牙尖斜度与髁道斜度不协调，容易导致颞下颌关节盘—髁突关系紊乱而引起口颌系统功能紊乱。

内倾型深覆𬌗常伴有下颌后退和髁突位置后移（图 5-2-7），容易压迫双板区造成关节后部压痛，久而久之引起盘突韧带剥离，髁突运动与关节盘不协调，导致关节运动弹响；此外，深覆𬌗导致下颌前伸切道斜度过大，切导与髁导不匹配，引起颞下颌关节功能紊乱。安氏Ⅱ类2分类患者常伴有中重度深覆𬌗，会给予颞肌后束强大的后侧牵引力，导致颞下颌关节受到向后的牵拉力，关节盘易发生旋转。

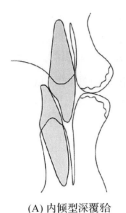 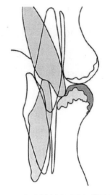 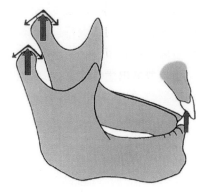

(A) 内倾型深覆𬌗　　　　(B) 内倾型深覆𬌗的切导与髁导不一致　　　　(C) 髁突向后上移位的作用机制

图 5-2-7　内倾型深覆𬌗可能会引起髁突向后上移位

后牙缺失未修复也是异常的𬌗因素。如图 5-2-8 所示，当双侧后牙游离缺失后，下颌骨后段失去支持，由于升颌肌群的牵拉而向上向后移位，髁突向上、向后移位，关节压力加大、负担增加。后牙缺失导致的单侧咀嚼使得面部两侧肌张力处于不平衡的状态，同时也破坏了两侧颞下颌关节功能的协调性，可导致患者双侧面部不对称，严重的可能导致口颌系统功能紊乱。

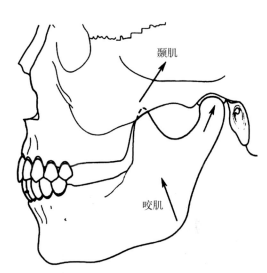

图 5-2-8　后牙缺失未修复在闭口肌作用下可能引起髁突向后上移位

骨性前牙开𬌗患者多出现下颌发育异常，伴有升颌肌群功能低下，关节盘前移及髁突的骨性退行性变。不明原因的特发性髁突吸收常表现为前牙进行性开𬌗，形成骨性Ⅱ类高角面型。

三、颞下颌关节紊乱病的咬合治疗

(一)咬合治疗的适应证

由咬合因素引起的颞下颌关节问题，可用正畸方法纠正异常咬合去除病因，关节疾病的症状可能缓解或完全消除，有利于恢复口颌系统的正常功能。而不是由咬合因素引起的颞下颌关节问题，正畸治疗可能对其不起作用。

咀嚼肌功能紊乱阶段：即病变发生在关节囊外，此时采用正畸治疗的效果比较肯定和稳定，这类患者适合通过正畸治疗以去除病因。

关节结构紊乱：正畸治疗可能使早期的盘突失调恢复正常，解除症状。

如果关节盘附着松弛，盘突关系异常较重，正畸矫治错𬌗虽然去除了病因，也有利于

127

关节的功能运动,但松弛的关节盘附着并不能恢复正常,其症状不能完全消除。

对于由关节盘移位导致下颌运动受限的患者,则不宜直接采用正畸治疗,可以先进行其他治疗后再进行正畸治疗。

关节有器质性病变:如果患者年龄不大,下颌运动范围正常,症状不明显,也可考虑正畸治疗,矫正后的关系有利于关节的改建和口颌系统功能的恢复。

(二)咬合治疗的常用方法

咬合治疗是指通过改变𬌗的接触状态和颌位关系,改善口颌系统各部分之间的协调与稳定、功能和美观而采取的所有治疗措施的总称,一般分为可逆性咬合治疗和不可逆性咬合治疗两类。可逆性咬合治疗是指暂时性地改变现有的接触状态,但治疗后仍可恢复到治疗前的接触特征的一类方法,如应用咬合板的治疗。不可逆性咬合治疗会永久性地改变𬌗的接触状态,治疗后不能恢复到原有的状态,如调𬌗、冠桥修复、咬合重建、正畸治疗等。关于咬合治疗,一些专家和学者提出了一个治疗性颌位的概念:治疗性颌位不注重髁突在关节窝的具体位置和形态,它是在有咬合支持和新的引导的基础上建立并且稳定的一个新的牙尖交错位。治疗性颌位是基于参考位而提出的一个通过治疗希望下颌达到的位置。在此位置上,关节可以更好地承担机械应力维持其结构的稳定,前牙咬合关系得以优化,后牙的支撑和稳定性更好,也就是说,通过功能性咬合重建来稳定和支持关节位置。

咬合治疗中咬合板治疗是比较常用的方法。咬合板是一种可摘式矫治器,可由硬质树脂或者软弹性树脂材料制作而成,覆盖在一侧牙弓𬌗面和切缘的表面,同对颌牙弓保持一定的接触关系。咬合板治疗就是将咬合板置于上下颌牙弓之间,不改变𬌗的形态,而是通过调节颌位关系和𬌗的接触状态来治疗口颌系统的功能紊乱,是一种可逆性无损伤性治疗方法。咬合板的主要作用包括:①减少异常的肌活动,缓解由于紊乱的刺激所诱发的咀嚼肌功能亢进与高张力状态。②暂时性地提供一种使颞下颌关节更稳定的矫形位置。③保护牙齿不被磨耗,保护牙周组织免受异常力的损害。④减少紧咬牙和夜磨牙等副功能活动的频率。⑤前牙松弛咬合板有一定的矫治深覆𬌗的作用。⑥建立适当的垂直距离和适度的切导关系,是咬合重建前有效的评价手段。

也可以通过调𬌗来改变咬合,通过选择性调改牙齿表面的一些区域,改善牙齿和牙列上力的传导分布,以维持牙列和颌骨的稳定性。自然牙列的𬌗调整与义齿修复学中平衡𬌗的概念不同,它有明确的指征和目的,是一种直接的、不可逆的使颌面形态发生恒久改变的方法。通过调𬌗,消除那些妨碍咬合关系的牙尖、斜面和沟窝或者重新塑形一个或几个牙齿以降低或者改变不合理的接触或者牙齿斜面,纠正由于异常𬌗力导致的口颌系统功能紊乱,建立稳定的正中接触,恢复良好的咬合功能(图 5-2-9)。调𬌗的目的是:①髁位稳定,髁突—关节盘—关节结节后斜面保持紧密接触。②牙尖交错位稳定,后牙支持尖同对颌的牙窝或者边缘嵴保持稳定的正中𬌗接触,𬌗力趋于轴向。③后退接触位—牙尖交错位一致或者协调。④肌接触位与牙尖交错位一致,前伸无后牙干扰,侧向无非工作侧的干扰。对于无法采用调𬌗方法解决的口颌系统功能紊乱,需要在获得稳定的颌位后,采用修复或者正畸手段进行口颌系统的功能重建。

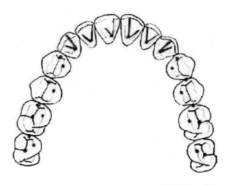

图 5-2-9 通过调𬌗来恢复良好的𬌗功能

(三)正畸咬合治疗中需注意的问题

(1)出现新的𬌗干扰:成年人𬌗因长期代偿及磨耗,牙位及功能多已稳定。故牙移动后常出现早接触及𬌗干扰,不仅可造成牙周创伤、牙松动,而且这种医源性𬌗因素如未及时进行调整去除且干扰严重者,可引发关节病。

(2)后牙区错𬌗未矫治:如果矫治只注重前牙美观而忽视后牙矫治,后牙反𬌗、锁𬌗等病理性因素如果不矫治去除,会导致颞下颌关节紊乱病进一步加重。

(3)咬合功能未恢复:正畸治疗不仅应注意牙列解剖形态的排列,而且应注意咬合功能是否已恢复正常,如果仅排列整齐而咬合功能仍异常,如上切牙虽然整齐但舌倾、覆𬌗深,仍存在前伸运动𬌗干扰、牙磨耗过度、垂直高度不足等,日久仍可复发关节病。

(4)施力不当:颌间牵引力过大,局部牙施力不当,导致个别牙升高或倾斜,造成𬌗干扰、𬌗创伤,可诱发关节病,但只要及时发现并改正,一般短期内可恢复正常。

参考文献

[1] Cassidy S E, Jackson S R, Turpin D L, et al. Classification and treatment of class Ⅱ subdivision malocclusions[J]. Am J Orthod Dentofacial Orthop,2014,145(4):443-451.

[2] Kerr W J S, Miller S, Dawber J E. Class Ⅲ malocclusion: Surgery or orthodontics? [J]. Br J Orthod,1992,19(1):21-24.

[3] Stellzig-Eisenhauer A, Lux C J, Schuster G. Treatment decision in adult patients with Class Ⅲ malocclusion: orthodontic therapy or orthognathic surgery? [J]. Am J Orthod Dentofacial Orthop,2002,122(1):27-28.

[4] Swennen G R J. 3D 数字化正颌外科设计与治疗:正畸与颌面外科医师指导手册[M]. 田磊,主译. 西安:世界图书出版西安有限公司,2018.

[5] Tseng Y C, Pan C Y, Chou S T, et al. Treatment of adult class Ⅲ malocclusions with orthodontic therapy or orthognathic surgery: receiver operating characteristic analysis[J]. Am J Orthod Dentofacial Orthop,2011,139(5):e485-e493.

[6] 赵志河,李雪.正畸边缘病例矫治思考[J].中国实用口腔科杂志,2013,6(2):65-70.

[7] 赵志河.口腔正畸学[M].7 版.北京:人民卫生出版社,2020.

第六章 成人正畸

第一节 成人正畸总论

一、成人正畸治疗的特点

成人正畸治疗总论

（一）成人口腔状况复杂，疾病多样化

成人口腔组织发生增龄性改变，口腔状况复杂，龋齿、牙齿磨耗、牙龈萎缩等较青少年多。牙周病及颞下颌关节紊乱病（TMD）更是决定正畸治疗能否顺利进行的关键因素。对成人患者进行正畸治疗时，应严格把握适应证及矫治原则。

（二）成人组织改建慢，治疗及保持时间长

成人组织及器官生长潜力有限，诱导性矫治不再适用。其颌骨可塑性及改建能力降低，对正畸矫治力反应迟钝，牙齿移动速度慢，治疗周期往往比青少年长。矫治完成后的保持期也长，保持时间不足会导致错𬌗畸形复发。

（三）成人多已有代偿性咬合平衡

成人经过多年的适应性改建，往往已经达到了代偿性咬合平衡。𬌗、肌肉、颞下颌关节均处于稳定协调状态，对改建的适应能力弱。因此，成人进行正畸治疗时，不应进行大范围的调整和改变，应以小范围牙移动为主，达到平衡、稳定、美观、健康的矫治目标。

二、成人正畸治疗的目标

（一）个体化的最佳𬌗关系

除少数成人矫治后可达到理想正常𬌗外，大多数成人正畸治疗时更应注重个体特异性，追求个体𬌗的功能及稳定，不必刻意追求理想正常𬌗。成人正畸常采用策略性拔牙

(strategic extraction)，即拔除现有受损牙及对牙周或邻牙造成不可逆损害的牙齿，通常为不寻常减数拔牙，以追求个体化的最佳𬌗关系。

(二)注重前牙区的美观和协调

成人寻求正畸治疗的动机复杂。对美观要求高的患者会格外关注前牙区的变化。因此，正畸医生首诊时应明确患者主诉，在诊疗过程中注重患者的前牙排列、中线协调、面下 1/3 形态及比例等。

(三)保障牙周健康

错𬌗畸形患者的牙列不齐，咬合创伤等问题易促进牙周病发展。正畸治疗可减少咬合创伤，有利于牙周病的治疗。严重牙周病患者常出现前牙唇向移位、牙列散在间隙等问题。正畸治疗可帮助前牙"复位"，形成良好协调的弓形，保障牙周健康。

(四)维护颞下颌关节功能

颞下颌关节紊乱病(TMD)是较常见的口腔疾病，发病机制复杂多样，𬌗干扰可能是病因之一。正畸治疗可以减轻由𬌗干扰引起的关节疼痛等症状，建立无创伤的髁导和切导。治疗过程中应选用合适的矫治力，避免加重关节病损。处于骨破坏活动期的 TMD 患者，不能进行正畸治疗。

(五)疗程和保持

成人组织改建慢，疗程长。患者主诉、错𬌗畸形程度、口腔条件等因素不同，治疗周期也不同。患者通过正畸治疗可获得较好的尖窝关系，建立相对正常且稳定的𬌗平衡，治疗结束后需长期佩戴保持器，维持稳定。

三、成人正畸治疗的分类

(一)辅助性正畸治疗

辅助性正畸治疗(adjunctive orthodontic treatment)是为控制口腔疾病，恢复口腔健康及功能，为下一阶段修复治疗创造有利条件的限制性正畸治疗，主要适用于成年患者个别牙的移动与调整。辅助性正畸治疗的主要目标在于：①开拓间隙，有利于修复或种植治疗；②消除菌斑附着区，促进牙周健康；③调整牙长轴，使𬌗力正确传导，改善口腔咬合功能；④满足美观需求。

辅助性正畸治疗常用于开拓失牙间隙(图 6-1-1)，竖直倾斜基牙，压入伸长的对颌牙，集中间隙修复缺牙，改善前牙深覆𬌗等。其常用治疗措施为小范围牙移动(minor tooth movement，MTM)。MTM 是针对需小范围移动牙齿、矫治目标单一、方法简单的牙性畸形的正畸治疗。

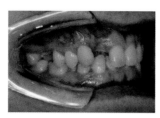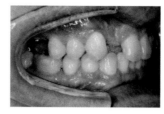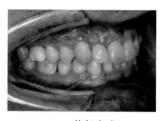

(A) 治疗前　　　　　　(B) 正畸开拓失牙间隙后　　　　　(C) 修复完成

图 6-1-1　成人正畸开拓失牙间隙进行修复治疗

1. MTM 的特点

（1）牙移动的数量及范围小：MTM 一般只涉及简单的牙性畸形。牙移动范围常在2～3mm 以内。矫治时不涉及全部牙齿，以免改变原有的𬌗平衡。

（2）矫治程序简单：MTM 矫治方案应尽量简单，以适应成人口腔状况复杂的特点，便于维持口腔卫生。

（3）主张采用轻力和间歇力：成人常有不同程度的牙周疾病，正畸过程中应采用轻力和间歇力，减少牙周损伤。

（4）患者配合度要求高：成人正畸需患者积极配合，如治疗牙周牙髓疾病、维持良好的口腔卫生、定期复查等。

（5）保持及调𬌗：MTM 治疗后的保持非常重要。患者应及时佩戴保持器，避免间隙丧失及错𬌗畸形复发等。医生应及时调𬌗，避免出现早接触点，继发咬合创伤等。

2. MTM 的适应证

（1）前牙轻度拥挤：牙量骨量轻度不调，可通过扩弓或邻面去釉治疗者。

（2）前牙间隙：可通过简单牙移动关闭间隙者。

（3）个别前牙反𬌗：非骨性反𬌗，牙弓内有足够排齐间隙者。

（4）个别前牙扭转、错位：没有显著牙量骨量不调，无需拔牙矫治者。

（5）牙—牙槽型前牙开𬌗：咬物等不良习惯导致开𬌗者，应注意纠正不良习惯。

（6）过大邻牙间隙：适用于因牙周疾病导致间隙过大，但相邻牙齿接触点存在者，可通过邻面去釉治疗。

3. MTM 常用矫治方法

（1）活动矫治器：黏膜及牙齿作为共同支抗，适合前牙反𬌗，个别牙扭转、错位的矫正，不适合精细调整。

（2）固定矫治器：使用固定舌弓或腭托、片段弓、常规固定矫治器等。

（3）功能性矫治器：使用平面导板、斜面导板等。

（4）其他：可根据相应适应证选择邻面去釉、无托槽隐形矫治器等。

（二）综合性正畸治疗

综合性正畸治疗指对非骨性或仅有轻度骨性错𬌗畸形的健康成人的牙列进行全面正畸矫治。对成人行综合性正畸治疗时，提倡成立正畸、牙周、修复、颞下颌关节等多学科治疗小组，制定个性化最佳治疗方案。针对中老年患者，应避免制定大范围调整牙位置和咬合关系的治疗方案，防止出现咬合紊乱和关节问题。

(三)正畸正颌联合矫治

正畸正颌联合治疗是将正畸与手术相结合,对骨性错𬌗畸形的健康成人牙列进行全面治疗。骨性错𬌗畸形患者除咬合关系失调外,常有面部形态异常等问题,单独正畸掩饰性治疗或单纯外科手术治疗均无法达到良好的治疗效果。正畸正颌联合治疗一般在患者生长发育完成后进行。

治疗前充分的医患沟通必不可少。医生可通过各类检查对患者牙颌面畸形的机制进行全面分析,也可提前进行模拟手术,以达到良好的治疗效果。术前正畸治疗的主要目的为消除牙齿的代偿性倾斜,使牙齿排列整齐并有效改善咬合曲线。术后正畸进行常规颌间牵引以稳定颌骨位置并精细调整咬合关系。正畸后也需长期保持。

总之,正畸医生应始终严格把握平衡、稳定、美观、健康的矫治目标,进行良好的医患沟通,明确患者的治疗动机及主诉,制定准确周密的治疗方案,才能保证成人正畸治疗的成功进行。

第二节　成人牙周病的正畸治疗

成人牙周病的
正畸治疗

一、成人牙周病正畸的风险管控

牙周炎的患病率和严重程度随年龄增高而增加。牙周病患者常因牙周支持组织的破坏而导致前牙唇向移位、出现间隙,形成创伤𬌗,进一步加剧牙周组织的丧失,导致牙周炎加重,因此正畸治疗是牙周病序列治疗的重要组成部分。同时,正畸患者中成人的比例逐年上升,因此成人正畸治疗中需要特别注重牙周健康。

正畸治疗可以改善因牙列不齐造成的菌斑堆积,减少咬合创伤,有利于牙周组织的稳定;但是正畸过程中矫治器的不良刺激、非生理性牙齿移动等不利于牙周病的控制。需要强调的是,正常的正畸治疗也会造成牙槽嵴的少量吸收,导致牙槽嵴顶降低约 $0.2\sim 0.5mm$,并且正畸过程中的牙齿移动依靠牙周膜及牙槽骨的重建,所以治疗过程中将不可避免地出现牙周膜间隙增宽、牙齿轻度松动,但不会造成永久性损伤。如果出现Ⅱ度以上的牙松动,则应注意。

二、成人牙周病正畸的治疗时机

成人牙周病不是正畸的禁忌证,但只有牙周病得到控制后才可以进行正畸治疗。牙周病得到控制的临床表现如下:牙周炎症状消失、牙齿松动Ⅱ度以内、X线检查示牙槽骨吸收呈静止状态且牙槽骨高度不低于根长 1/2。

因此,成人牙周病患者首先需要进行牙周基础治疗,包括自我菌斑的控制、龈上洁治、龈下刮治及根面平整术等,考虑到龈下刮治后牙周组织的恢复需要一段时间以保证牙齿可以在健康的牙周组织内移动,一般在系统的牙周基础治疗完成后 1～3 个月酌情开始正畸治疗。

三、成人牙周病正畸的解决策略

（一）牙周病患者正畸装置的选择

为了更好地维持牙周基础治疗的效果,牙周病患者的正畸装置应尽量选用简单易清洁的矫治器。与传统 MBT 矫治系统结扎方式相比,自锁托槽（图 6-2-1）体积较小,没有结扎橡胶圈和结扎丝,对牙周组织的机械刺激较小;黏结型颊面管较带环能更有效地控制菌斑;无托槽隐形矫治器可以摘戴,减轻患者清洁负担,更有利于口腔卫生的维护和牙周组织的健康。

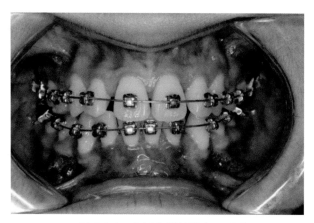

图 6-2-1　金属自锁托槽全口正畸

（二）正畸治疗施加力量

由于牙周病患者具有不同程度的牙槽骨吸收,牙周支持组织高度降低,牙齿的阻力中心向根尖方向移动,牙齿更易出现倾斜移动,正畸时应尽量施以柔和、大小适宜的牵张力,以促进及诱导牙周组织的再生。过大的压力、牵张力及反复移动对牙周病患牙不利,易造成牙根及牙槽骨的进一步吸收。

（三）调𬌗的应用

创伤𬌗是牙周炎的局部促进因素之一,多数牙周病患者存在牙齿移位合并不同程度的𬌗干扰。调𬌗是成人牙周病正畸治疗中的重要步骤之一,可以减少牙周病的创伤性咬合。调𬌗应少量多次进行,并贯穿整个矫治过程,以恢复前牙的自然与美观,维持后牙咬合关系的稳定。

（四）邻面去釉的应用

成人牙周病患者更需要的是小范围牙移动。邻面去釉（图 6-2-2）是正畸治疗中减小牙量、提供间隙的方法之一。牙邻面釉质的厚度为 0.75～1.25mm，由于存在正常的生理磨耗，通常每个牙的邻面可以去除 0.25mm 的釉质，单颌可以提供 4mm 左右的间隙。

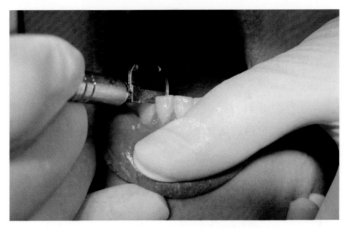

图 6-2-2　邻面去釉

（五）牙槽嵴顶纤维环切术的应用

牙槽嵴顶纤维环切术的目的是缩短正畸治疗时间，防止矫治后的患牙扭转移位。牙周病患者压低前牙时，离断牙槽嵴顶的胶原纤维，牙槽骨便不再因牙槽嵴顶胶原纤维的牵拉而受压迫引起吸收，从而能够保持牙槽嵴顶原有的高度；当前牙被压低后，牙根周围的牙周支持组织则相应增加。多数学者的临床研究证实了牙槽嵴顶纤维环切术辅助牙周炎的正畸压入治疗有利于牙周炎的预后。

（六）牙周病正畸治疗中的注意事项

1. 口腔健康教育

正畸治疗过程中矫治器的戴入改变了口腔内环境，一方面可能导致釉质脱矿，增加患龋风险，另一方面可能导致牙周致病菌的变化，损害牙周健康。

因此，正畸治疗过程中需要加强患者的口腔健康教育，包括维持口腔卫生的重要性、菌斑的危害及正确的刷牙方法等。

2. 规范正畸临床操作

在正畸治疗过程中，医生需要规范正畸临床操作，包括严格控制酸蚀面积、清除多余黏结剂、适当修整带环边缘或直接使用颊面管等。

（七）牙周病正畸治疗后的保持

牙周病患者牙周组织改建缓慢，正畸治疗后易复发，因此正畸治疗结束后，成人牙周病患者需要戴用更长时间的保持器，甚至需要终身保持，以防复发。

第三节　成人正畸与颞下颌关节紊乱病

颞下颌关节紊乱病（TMD）指累及颞下颌关节和（或）咀嚼肌，具有一些共同的相关临床问题（如疼痛、弹响、张口受限等）的一组疾病的总称。目前多数研究表明正畸治疗与 TMD 的发生无关，也不会加重 TMD，但正畸医师仍应注重牙与关节的平衡协调关系。

正畸医师在正畸治疗时，需将健康𬌗作为目标之一，包括髁突位置合适（图 6-3-1）、静态的理想咬合、动态的功能𬌗、前伸𬌗平衡和侧方𬌗平衡。正畸治疗前，医生需结合患者的临床症状及各类检查对患者的颞下颌关节状况做出判断。

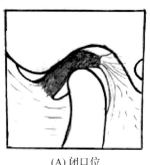
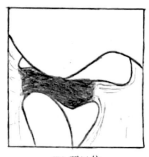

(A) 闭口位　　　　　　　　　　(B) 开口位

图 6-3-1　髁突位置示意

一、成人颞下颌关节紊乱病的发展阶段

（一）韧带松弛

关节囊与周围骨性组织间有韧带相连。这些囊外韧带具有限制颞下颌关节运动范围的作用。TMD 初始阶段常出现关节韧带松弛，关节活动范围增大，患者可自觉有弹响，此阶段关节盘可出现轻度前移，但在开口运动中恢复正常。

（二）可复性前移位

闭口位时，关节盘后界线与髁突中心点连线和髁突顶与髁突中心连线间的角度≥15°时，可认为是关节盘前移。该阶段闭口位时关节盘前移，开口运动中关节盘位置恢复正常。患者常有开闭口弹响、开口型异常等症状，间歇性出现关节绞索，运动受限，常可自行缓解。影像学检查可见关节盘前移程度较前一阶段增加，出现不同程度的变形（图 6-3-2）。关节骨性结构常无明显变化。

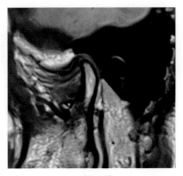
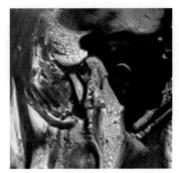

（A）闭口位　　　　　　　　　　　（B）开口位

图 6-3-2　可复性关节盘前移位（蓝线包围为关节盘）

（三）可复性关节盘前移位向不可复性关节盘前移位转化的临界状态

关节盘附着可以限制关节盘移位，但在 TMD 发展过程中，关节盘附着被持续拉伸，限制功能逐渐减弱，关节盘位移增大，从可复性前移位向不可复性前移位转化。此阶段弹响、疼痛等症状出现更加频繁，患者张口受限，关节疼痛明显。影像学检查可见关节盘明显增厚、变形，骨性结构没有明显变化。

（四）不可复性关节盘前移位

关节盘附着发生永久形变，闭口位时关节盘处于前移位状态，开口过程中关节盘仍位于髁突前方（图 6-3-3）。此阶段患者可自觉关节弹响消失，下颌运动受限，咀嚼时疼痛明显加重。影像学检查可见关节盘明显增厚、变形、移位，关节骨结构发生形态改变。

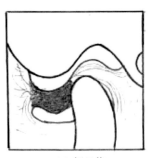
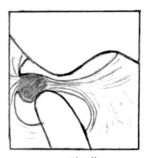

（A）闭口位　　　　　　　　　　　（B）开口位

图 6-3-3　不可复性关节盘前移位示意

（五）骨关节炎

TMD 发展的终末阶段为颞下颌骨关节炎（temporomandibular joint osteoarthritis，TMJOA）。此阶段患者颞下颌关节区可有明显持续的疼痛，开闭口运动时可闻及骨摩擦音或破碎声。影像学检查可见髁突出现退行性改建，如骨吸收、骨改建、囊性变等。

成人颞下颌关节紊乱病发展阶段及症状见表 6-3-1。

表 6-3-1　成人颞下颌关节紊乱病发展阶段及症状

发展阶段	弹响	疼痛	下颌运动受限	关节盘变形	关节盘移位	骨吸收及改建
一阶段	可有可无	无	无	无	无	无
二阶段	有	可有可无	无	无	无	无
三阶段	有	有	可有可无	有	有	无
四阶段	无	有	有	有	有	可有可无
五阶段	无	有	有	有	有	有

二、成人颞下颌关节紊乱病正畸的风险管控

尽管较多 TMD 相关综述表明，TMD 的发生与咬合或错𬌗的相关性很弱，常规正畸治疗不会引起 TMD，患者在正畸过程中对𬌗的变化有适应能力，但这并不意味着正畸医生可以在诊疗过程中忽视颞下颌关节。对正畸患者进行颞下颌关节问题的管控非常重要。

（一）问诊

问诊是临床首诊过程中不可缺少的一环。正畸医生可通过问诊了解患者有无颞下颌关节病史及症状，明确患者对 TMD 的认知程度。问诊所得应详细记录在病历中。

（二）临床检查

正畸医生需通过临床检查判断患者的体征是否与症状一致，包括疼痛区域、关节区杂音的性质、开口度、开口型等。除口外检查外，口内检查时应关注患者是否有牙齿磨耗、楔状缺损、牙龈萎缩等。

（三）影像学检查

影像学检查是重要的辅助手段。全景片可用于简单的初筛。CBCT 可清晰地判断髁突的形态和体积等。磁共振成像（magnetic resonance imaging，MRI）是诊断关节盘是否移位的金标准，也可判断囊内水肿、积液等炎症表现。影像学检查必须与问诊及临床检查相结合。

（四）知情同意

知情同意是规避风险的重要一环。正畸医生应告知患者每一步操作的目的及必要性，同时向患者讲解正畸过程可能出现的风险及不适，告知患者若出现颞下颌关节不适应及时反馈等，患者表示知情同意后方可开始正畸治疗。

三、成人颞下颌关节紊乱病正畸的解决策略

（一）定期问诊及完善临床检查

重点关注正畸开始前存在的症状、体征或影像学检查呈阳性结果的患者。除每次复

诊及时了解患者的反馈外,每隔半年还应进行完善的问诊、临床检查及影像学检查,检查结果应详细记录。

(二)明确诊断,必要时暂停正畸治疗

告知患者若有关节区疼痛、杂音等情况,应及时告知主诊医生。正畸医生应结合体格检查和影像学检查明确诊断。一过性肌痛或无痛性可复性关节盘前移位一般可继续正畸治疗,但应暂停正畸加力装置,尤其是颌间直接作用于下颌的矫治力。

(三)及时治疗,缓解症状

对出现 TMD 症状的患者优先采用保守治疗,如制动、热敷等。严重的患者可转诊至关节科会诊,待症状缓解或消失后,按原计划行正畸治疗或适当调整后续治疗方案。正畸医生也可与关节科医生组成诊疗小组,将正畸治疗作为颞下颌关节系统治疗中的一部分。髁突进行性吸收者只能考虑保守治疗。

总之,健康的个体也可以出现 TMD 的症状和体征,这就需要正畸医生进行全面的检查后做出诊断。正畸治疗过程中患者可能会出现 TMD 症状,甚至有症状加重的现象,但目前并没有证据表明正畸治疗会提高患者对 TMD 的易感性,同时正畸治疗能否预防 TMD 也尚未可知。正畸治疗的目标是建立稳定的咬合,出现 TMD 并不代表正畸治疗的失败。

参考文献

[1] Chow L, Goonewardene M S, Cook R, et al. Adult orthodontic retreatment: A survey of patient profiles and original treatment failings[J]. Am J of Orthodontics & Dentofacial Orthopedics, 2020, 158(3): 371-382.

[2] Gkantidis N, Christou P, Topouzelis N. The orthodontic-periodontic interrelationship in integrated treatment challenges: a systematic review[J]. J Oral Rehabil, 2010, 37(5): 377-90.

[3] Okeson J P. Management of temporomandibular disorders and occlusion[M]. 8th ed. St. Louis, Missouri: Elsevier, 2020: 141-145.

[4] Sperry M M, Kartha S, Winkelstein B A, et al. Experimental methods toinform diagnostic approaches for painful TMJ osteoarthritis[J]. J Dent Res, 2019, 98(4): 388-397.

[5] 白玉兴. 浅谈正畸治疗中牙周健康的重要性[J]. 中华口腔医学杂志, 2021, 56(10): 951-954.

[6] 胡敏, 贾一凡. 正畸治疗应如何规避颞下颌关节紊乱病的风险[J]. 口腔医学研究, 2021, 37(7): 583-587.

[7] 金作林. 伴牙周病错𬌗畸形的正畸治疗要点[J]. 中华口腔医学杂志, 2021, 56(10): 955-960.

[8] 孟焕新. 牙周病学[M]. 5版. 北京: 人民卫生出版社, 2020.

［9］施捷.牙周病患者的正畸治疗［J］.中华口腔医学杂志,2020,55(7):455-460.

［10］徐屹,杨靖梅,孟姝,等.正畸治疗前患者牙周状况的评估及正畸时机选择［J］.华西口腔医学杂志,2018,36(4):355-359.

［11］张波,胡文杰.牙周病患者的正畸治疗［J］.中国实用口腔科杂志,2017,10(7):385-389.

［12］张冠凝,刘艺,李雯玥,等.成人骨性错𬌗畸形患者社会心理及人格特征与治疗方案选择的相关性研究［J］.华西口腔医学杂志,2020,38(3):308-313.

［13］赵志河.口腔正畸学［M］.7版.北京:人民卫生出版社,2020.

第七章　当代正畸新技术

第一节　舌侧矫治技术

寻求正畸治疗的患者往往比较注重外貌形象,但是传统固定矫治器黏结在牙齿唇(颊)面,严重影响其社交和美观的需求,为此,正畸学者们开始研究隐匿性较好的隐形矫治器,以满足患者正畸治疗过程中的美观需求。如今,正畸隐形技术的发展主要有两大方向:无托槽隐形矫治技术和舌侧隐形矫治技术。舌侧隐形矫治技术来源于唇侧矫治器技术,是一种将矫治器托槽主要黏结于牙齿的舌侧面,从而达到隐藏正畸矫治器的一种固定矫治技术。

无托槽隐形矫治技术由于矫治器本身的特性,对牙齿的转矩和牙根的控制能力较弱(特别是拔牙病例),而且需要患者有较高的配合度。而舌侧矫治技术保留了方丝弓矫治技术中托槽槽沟和正畸弓丝相互作用的矫治原理,因此可以更高效地控制牙齿三维方向的移动。对于严重深覆𬌗、需要关闭较大间隙等的复杂病例,舌侧矫治技术相对无托槽隐形矫治技术具有更大的优势。

一、舌侧矫治技术的诞生与发展

舌侧矫治技术的诞生与发展

(一)舌侧矫治技术诞生的时代背景

任何技术的开创与发展都离不开它所处的时代背景。舌侧矫治技术最早出现在发达国家。在 20 世纪 70 年代,随着经济和各类技术的不断发展,人们的生活水平不断提高,人们对美观有了更高的要求,寻求正畸治疗的患者(特别是成年患者)数量激增。成年错𬌗畸形患者由于其工作、社交的需要,往往难以接受唇侧金属托槽矫治器,可是在那个年代,陶瓷托槽和无托槽隐形矫治器仍处在研发阶段。当然,即使已经推出陶瓷托槽以及无托槽隐形矫治器的当下,在近距离下矫治器仍然容易被人发现。此外,虽然当时已有白色树脂托槽,但是由于其强度不足、摩擦力过大等缺点而无法普及。

1971 年,Fujio Miura 医生研发出了托槽直接黏结系统(Orthomite®),开启了托槽直接黏结于牙面的正畸时代。至此,正畸医生摆脱了带环的束缚(至少前牙区不需使用带环),为后期的舌侧矫治技术的诞生提供了黏结技术的支持,使得正畸医生可以直接将托槽矫治器黏结在牙齿舌侧面以提高正畸治疗的隐匿性。

(二)舌侧矫治技术的诞生

美国的 Craven Kurz 医生是最早提出尝试并开展舌侧矫治技术的医生之一。1973 年，Kurz 医生为了满足一名表演工作者的美观需求，首次将唇侧托槽黏结于舌侧，这是舌侧矫治技术零的突破。如图 7-1-1 所示，由于托槽底板的形态与牙齿舌侧面很不一致，因此需要大量的树脂黏结剂填满空隙。与此同时，日本的 Kinya Fujita 也开始舌侧矫治的尝试。由于其极佳的美观性，舌侧矫治器在当时被称为终极美学矫治器(ultimate aesthetic appliance)。

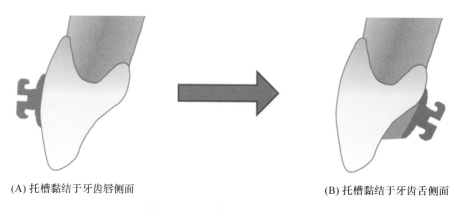

<table>
<tr><td>(A) 托槽黏结于牙齿唇侧面</td><td>(B) 托槽黏结于牙齿舌侧面</td></tr>
</table>

图 7-1-1　从唇侧矫治到舌侧矫治

(三)专用舌侧矫治器的出现

为了适应牙齿舌侧面形态以及舌侧矫治力学特点，Kurz、Fujita 等学者开始研发舌侧专用的矫治器。1976 年 11 月，Kurz 医生申请并获得舌侧矫治器专利，后来于 1979 年开始与 Ormco 公司合作开发 Ormco-Kurz 舌侧托槽，并获得成功。如图 7-1-2 所示，Kurz 托槽设计为舌向开口的水平槽沟，从第 5 代开始将上前牙𬌗方结扎翼做成了平面导板型，如今已经发展到第 7 代，这一结构特点更为明显。

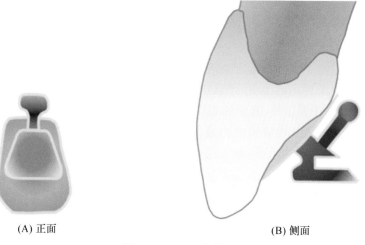

<table>
<tr><td>(A) 正面</td><td>(B) 侧面</td></tr>
</table>

图 7-1-2　Kurz 托槽

日本的 Fujita 医生也从 1975 年开始开展舌侧矫治并研究舌侧专用矫治器。1980 年，Fujita 舌侧矫治器专利获得美国专利局批准。由于舌侧矫治对牙齿移动的控制难度高，因此 Fujita 将舌侧托槽设计成一种多槽沟型托槽，它具有殆方开口的垂直槽沟、舌向开口水平槽沟，以及垂直辅弓槽沟，从而有效增强了舌侧矫治器对于牙齿移动的控制（图 7-1-3）。

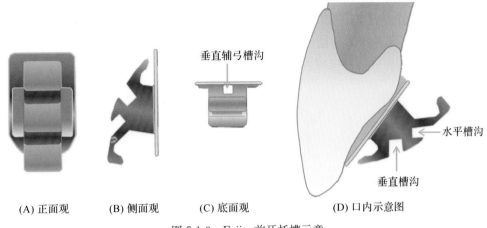

(A) 正面观　　(B) 侧面观　　(C) 底面观　　　　(D) 口内示意图

图 7-1-3　Fujita 前牙托槽示意

Fujita 医生为舌侧矫治技术的发展做出的最大贡献是提出蘑菇形舌侧弓丝的技术和概念，并发表在 1981 年《美国正畸学》杂志中。如图 7-1-4 所示，唇侧弓丝在第一序列弯曲都较小，容易通过托槽底板厚度进行填平，形成直丝弓形态。但是舌侧弓丝在尖牙远中与第一磨牙近中有较大的内收曲，难以消除，因此形成蘑菇形弓形。

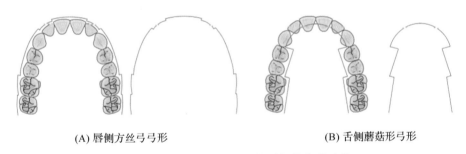

(A) 唇侧方丝弓弓形　　　　　　　　　　(B) 舌侧蘑菇形弓形

图 7-1-4　唇侧方丝弓弓形与舌侧蘑菇形弓形

之后，Ormco 公司还与意大利的 Giuseppe Scuzz 和日本的 Tyoto Takemto 医生一起开发 STB 舌侧矫治器（托槽）。STB 托槽的特点是体积较小、增加了侧方翼，以及在托槽结扎翼设计了两侧向内的凹陷。

（四）个性化定制式舌侧矫治器

早期的舌侧矫治托槽都是成品化的。由于每个患者舌侧面牙体形态差异大，需要医生或技师对每个患者进行排牙，定位托槽，制作个性化托槽黏结托盘，手工弯制个性化弓丝。成品化的托槽需要通过制作树脂底板提高其与牙齿表面形态的贴合度。由于树脂本身强度小，抗剪切能力弱，导致托槽黏结强度较弱。

为解决上述问题，2001年德国正畸医师Dirk Wiechman应用计算机辅助设计/计算机辅助制造（CAD/CAM）技术，通过3D个性化矫治器设计，机械手弯制个性化弓丝，研发出最早的个性化舌侧托槽"Incognito Bracket"，为每位患者量身定制个性化舌侧矫治器，如图7-1-5A所示，如今已经可以通过数字化虚拟排牙获得矫治目标位牙齿排列位置。在数字化软件中可以精准、量化、方便地移动牙齿位置，更容易调整终末排牙位置。如图7-1-5B所示，其托槽为个性化定制，与牙齿表面高度贴合，增强了黏结强度的同时也提高了托槽定位的便利性和准确性。

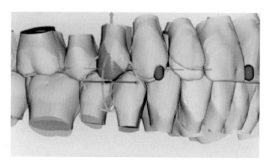 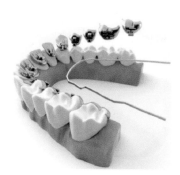

(A) 数字化虚拟排牙　　　　　　　　　(B) 个性化舌侧托槽

图7-1-5　"Incognito Bracket"个性化舌侧托槽的排牙与设计

2008年，中国也开始了个性化舌侧托槽的研制。如图7-1-6A所示，由广州瑞通生物科技有限公司自主研发的"Ebrace"舌侧个性化矫治系统，如今也可以进行数字化虚拟排牙，甚至已研发出拥有自主知识产权的舌侧自锁托槽（图7-1-6B的右半边托槽）。至此，我国舌侧矫治技术也进入了数字化、个性化、机械化技术时代。

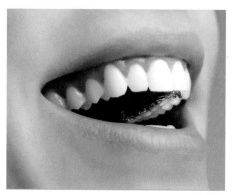 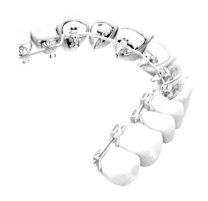

(A) 舌侧托槽的高隐匿性　　　　　　(B) 国产个性化舌侧金属托槽和舌侧自锁托槽

图7-1-6　Ebrace舌侧个性化矫治系统

二、舌侧矫治技术的特点

(一)舌侧矫治技术的优点

(1)隐匿性高。舌侧矫治系统将托槽隐藏在牙齿(主要是前牙)的舌侧面,但要注意的是可能需要在后牙颊侧面黏结矫治器,并且在前牙(主要是尖牙)可能需要黏结树脂扣或透明舌侧扣进行牵引。

(2)避免对牙齿唇(颊)面造成损伤。固定正畸矫治中,软垢及食物残渣容易嵌在矫治器以及弓丝周围,口腔清洁变得更加困难,容易在矫治器周围形成龋坏。在舌侧矫治体系中,由于牙齿舌侧面牙釉质厚度较大,患龋率较低,而且即使出现白垩色斑,由于隐藏在舌侧面而不影响美观。当然,这并不意味着舌侧矫治患者可以不维护口腔卫生。

(3)舌侧矫治支抗较强。在同样支抗处理情况下,舌侧矫治内收效果优于唇侧矫治,特别是在下颌。

(4)打开咬合比较容易,适合于深覆𬌗患者。这是因为舌侧矫治器大多在上前牙自带平导,可以利用其前牙咬合板效应促使咬合打开。此外,使用带状弓弓丝矫治在垂直向控制中效果更好,有利于压低前牙、伸长后牙,同样有助于深覆𬌗的纠正。

(二)舌侧矫治技术的缺点

当然,舌侧矫治技术也有一些缺点。

(1)操作复杂,视野较差。由于其矫治器在牙齿舌侧面,位置较深,医生进行检查和操作都困难许多,费时费力。如果医生体位和操作不够标准,容易造成职业性腰颈部病损及偏斜。

(2)黏结矫治器初期舌部不适感较强,对发音有一定影响。

(3)费用相对传统唇侧固定正畸较高。

(4)舌侧矫治技术操作难度大,技术要求高。若在治疗中后期发现牙移动失控,可能需要短期或长期的配合局部的或全口的唇侧矫治器辅助治疗。

另外,舌侧矫治弓丝结扎技术与唇侧不同。如图 7-1-7 所示,由于舌侧矫治系统前牙区一般为垂直型槽沟,需要一个向龈方的结扎力将弓丝压入槽沟,一般唇侧 O 型结扎方法无法做到,需要进行反折结扎。

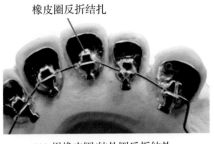
橡皮圈反折结扎

(A) 用橡皮圈/结扎圈反折结扎

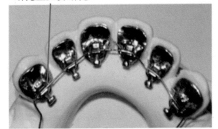
结扎丝反折结扎

(B) 用结扎丝反折结扎

图 7-1-7　舌侧托槽的反折结扎

（5）清洁难度大。牙齿内侧面刷牙本身就比较困难，再加上舌侧矫治器引起的不适感，不利于牙齿的清洁。

（三）舌侧矫治技术的力学特点

由于矫治力的作用点和方向的改变，舌侧矫治力学与唇侧矫治有很大的差别。下面将对比传统唇侧矫治系统，简述几种常见的力学特点。

舌侧矫治技术的
力学特点

1. 排齐阶段力学特点

由于矫治器占据了牙列舌侧的部分空间，舌体放置的空间被缩小，舌体直接抵在矫治器上，在对舌体造成不适的同时舌体也挤压托槽与牙列的舌侧面，从而对牙列产生了额外的唇颊向推力（图7-1-8A），等于是24小时戴着一个扩弓器。随着牙弓宽度的增加，拥挤度减小，有利于牙齿排齐（图7-1-8B）。

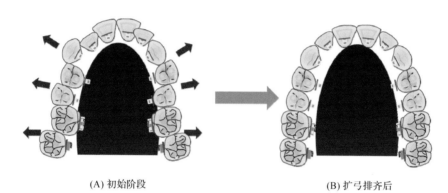

(A) 初始阶段　　　　　　　　　　　　　(B) 扩弓排齐后

图 7-1-8　舌侧矫治系统的扩弓效应

2. 咬合打开阶段力学特点

由于自带平导结构的舌侧托槽的咬合板效应，在深覆𬌗患者中后牙没有咬合接触前，下前牙已经咬在上前牙托槽的舌侧面（图7-1-9A）。由于托槽位于牙齿舌侧面，咬合时产生的咬合力对前牙的作用力更接近阻抗中心，形成更多的沿上下前牙牙长轴方向的压低力，有利于前牙的整体压低，减少唇侧矫治技术打开咬合过程中易出现的前牙唇倾问题。同时，后牙由于没有咬合接触，在咀嚼肌力作用下，有伸长趋势。因此，后牙的伸长和前牙的压低都更容易实现，有助于咬合打开（图7-1-9B）。

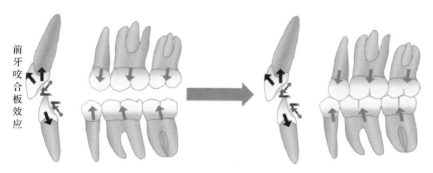

前牙咬合板效应

(A) 类似Kurz托槽上的平导结构使后牙空开　　　(B) 后牙重新建立咬合

图 7-1-9　前牙咬合板效应

3. 内收过程中的力学特点

舌侧矫治技术相对唇侧矫治技术支抗较强，在相同支抗控制操作下前牙内收量更大。在固定正畸矫治系统中，内收时除了向内侧的内收力外，由于弓丝对抗前牙伸长的"过山车效应"，会同时产生一个向龈方的作用力。如图7-1-10所示，假设内收力与压低力都是通过弓丝加载在红点位置。如图7-1-10A所示唇侧矫治系统中，压低力距离阻抗中心（黑点）较远，因此可以产生较大的冠唇向旋转力偶矩（玫红色弯箭头），对抗内收力产生的冠舌向力偶矩（蓝色弯箭头），因此产生的合力矩（黄色弯箭头）引起牙冠旋转较小。而在如图7-1-10B所示舌侧矫治系统中，压低力距离阻抗中心较近，甚至可能在其舌侧，其力偶矩（玫红色弯箭头）难以对抗内收力产生的冠舌向力偶矩（蓝色弯箭头），因此产生的合力矩（黄色弯箭头）容易导致前牙倾斜移动，可以减少支抗的需求，但容易造成前牙过度内倾。

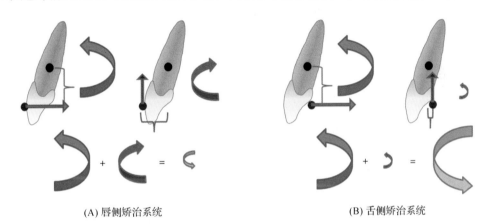

(A) 唇侧矫治系统　　　　　　　　　　(B) 舌侧矫治系统

图7-1-10　前牙内收时的受力分析

过度舌侧的上前牙会导致切道斜度的增加、前牙早接触以及下颌的被迫后退。此外，由于内收时前牙以向内倾斜移动为主，控制前牙转矩更难，整体移动和控根移动难以实现。因此，舌侧矫治过程中为了避免前牙过度内倾，在内收前牙时内收力不能过大，并且在内收前要先调整好前牙转矩，甚至可以先过度唇倾一些，使弓丝所形成的垂直向力可以更偏阻抗中心唇侧。同时，在舌侧排牙或内收弓丝上会在前牙加入额外的正转矩，以对抗内收时前牙舌倾的趋势。此外，还可以适当增加垂直向力，从而增大垂直向力所形成的牙冠唇向旋转力偶矩以对抗内收时冠舌向力偶矩。

4. 打开咬合过程中对后牙支抗的保护

在打开咬合过程中（图7-1-11），弓丝变形下产生前牙压低力（蓝色垂直箭头），其反作用力使后牙受到伸长、远中竖直的力（红色箭头）和远中竖直的力偶矩（红色弯箭头）。如图7-1-10A所示唇侧矫治系统中，前牙压低力作用在唇侧托槽上（红点表示），其经过阻抗中心（黑点表示）唇侧，且力臂较长（蓝色大括号），对前牙形成较大的唇向倾斜移动力偶矩（蓝色弯箭头）。因此，前牙支抗被增强，在弓丝末端回弯或后牙与前牙连扎情况下，可以带动后牙向近中移动（蓝色水平直箭头），导致后牙支抗丢失。如图7-1-10B所示舌侧矫治系统中，前牙压低力大约通过前牙阻抗中心或其舌侧（力臂也是蓝色大括号），产生前牙唇向倾斜的力偶矩很小（蓝色弯箭头）。而且除非是过度唇倾的前牙，一般形成前牙舌倾的力偶矩，特别是在下牙列。因此，舌侧矫治系统在打开咬合的同时，后牙不但不会近中倾斜,反而可能远中移动(红色水平直箭头),从而保护(加强)了后牙的支抗。这种效应在下颌更加明显。

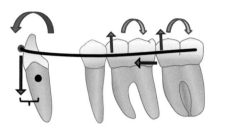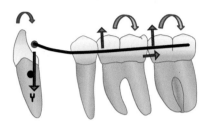

(A) 唇侧矫治系统　　　　　　　　　　(B) 舌侧矫治系统

图 7-1-11　压低前牙打开咬合时的力学分析

当代个性化舌侧
矫治器的特点

三、当代个性化舌侧矫治器的特点

由于舌侧矫治视野差,操作难度大,以及牙列舌侧面形态、突度变异大,大大制约了舌侧矫治技术的推广和普及。为了降低矫治难度,简化技师操作步骤,机械化、个性化舌侧矫治系统应运而生。舌侧矫治技术发展至今,已经进入数字化、个性化、预成矫治器时代,其操作难度已经大大降低,弓丝弯制操作大大减少,矫治器贴合度大大提升,这一切都要归功于数字化技术的发展。

(一)数字化技术

在传统的舌侧矫治时期,医师需要自行将石膏模型上的牙一颗一颗锯下,然后人工进行模拟排牙,用蜡固定石膏牙。如果要修改牙齿位置就要先把固定蜡融化,再重新定位。另外,手工弯制个性化弓丝,由于镍钛丝难以成形,所以其弯制精度低,误差大。再加上手工定位常会有一定的误差,牙齿难以排齐,治疗难度大,后期精调难度高,疗程长。

随着数字化技术、3D打印技术的发展,印模已经可以脱离实体模型,转为数字化牙列模型。数字化印模技术最大的特点就是用光学扫描模型代替石膏模型。患者不再需要用硅橡胶进行印模,通过光学摄像器件,可以记录数字化的牙颌模型。如今,只需要进行口腔扫描,即可获得完整的、包含咬合关系的数字化印模。

获取数字化牙颌模型后,操作者可以分离出每个牙齿,对牙齿进行重新排列。当然,随着图像识别技术的发展,这些操作已经可以完全由 CAD/CAM 技术完成,其精度高,易操作,方便修改,更重要的是可以在扫描后快速生成简单排牙模型,方便医师与患者交流,为患者设计个性化的矫治方案。

(二)个性化的托槽与弓丝

在个性化舌侧矫治技术中,患者的托槽和弓丝都是个性化的。因此,个性化托槽可以最大程度地使托槽底板贴合牙齿表面,从而提高定位准确性,降低患者的不适感,弥补了成品托槽用树脂黏结材料填平黏结间隙引起的黏结强度不足。

　　舌侧矫治系统弓丝形态复杂,手工弯制操作难度大,特别是镍钛丝误差较大。例如同样是加转矩,传统唇侧矫治系统中直接在弓丝上加正转矩即可,对第一、第二序列弯曲的影响较小;但是在舌侧矫治系统中,则要同时加入第一、第二、第三序列弯曲,此外还要考虑单个牙变动太多后对整个牙列的影响,需要加入补偿曲抵消副作用。由于手工弯制难度太高,如今个性化舌侧矫治技术多通过机械手臂及热塑成型技术,其弯制的镍钛丝精度高、弹性好,从而降低了操作难度,提升了治疗效果。

(三)使用带状弓

　　带状弓矫治系统已有悠久历史。其实,现代口腔正畸学之父 Angle 医生在开发托槽矫治器过程中先开发了钉管弓,之后开发带状弓,最后才发明方丝弓矫治器。

　　方丝弓弓丝水平面较宽,垂直面较窄;而带状弓弓丝水平面较窄,垂直面较宽,最简单的比喻是,带状弓就如同系裤子用的皮带一般(图 7-1-12)。

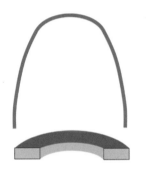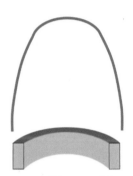

(A) 方丝弓弓丝形态　　　　　　　　　(B) 带状弓弓丝形态

图 7-1-12　方丝弓和带状弓的比较

　　弓丝形态特征就决定了力学特征。在带状弓中,垂直向弓丝硬度大,垂直向表达效果较好,而水平向弓丝硬度小,牙弓宽度控制较差。而方丝弓和后来的直丝弓的水平向弓丝硬度大,水平向表达效果较好,而垂直向弓丝硬度小,垂直向控制能力比带状弓弱。这也是上述提到的舌侧矫治系统咬合打开更容易的原因之一。

　　当然,带状弓也有它的不足之处。由于其水平向弓丝宽度小,对牙弓宽度控制能力较方丝弓弱。在内收过程中,如果简单地通过在舌侧施加内收力,容易出现弓丝弯曲,进而引起前磨牙和第一磨牙颊向偏移,第二磨牙舌向偏移,形成水平弯曲效应(图 7-1-13)。

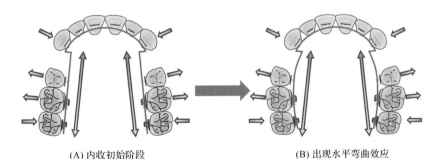

(A) 内收初始阶段　　　　　　　　　　　(B) 出现水平弯曲效应

图 7-1-13　舌侧带状弓的水平弯曲效应

为了对抗水平弯曲效应，弥补带状弓水平向控制的不足有以下几种方法：

（1）在内收过程中通过颊舌向同时加力以平衡颊舌侧水平向的力。

（2）在上颌添加横腭杆或在下颌添加舌弓辅助水平向控制。

（3）内收时尽量缩短加力工具（链圈、拉簧）的跨度，缩短加力点之间的距离以增加弓丝刚性。例如，将前牙全部连扎，并将同侧第二磨牙与第一磨牙连扎，由一侧第一磨牙链圈拉至同侧尖牙进行内收。

（4）在弓丝上预先反向弯制弧形以对抗水平弯曲效应。

在选择带状弓的个性化舌侧矫治系统中，其托槽还配合后牙水平向槽沟和前牙垂直向槽沟。后牙水平向槽沟与常用的唇侧矫治技术的差别仅仅在槽沟的宽度和深度。前牙垂直向槽沟的弓丝入槽方向接近𬌗龈向，对于深覆𬌗患者，只要弓丝入槽，其加力方向与脱位方向相反，有利于更好地控制垂直向，打开咬合更加高效。这也是舌侧矫治有利于打开咬合的原因之一。但是，前牙垂直向槽沟需要向龈方的固位力，因此常需要反折结扎。

第二节　无托槽隐形矫治技术

一、无托槽隐形矫治技术及生物力学原理

无托槽隐形
矫治技术及
生物力学原理

（一）无托槽隐形矫治技术的发展背景

口腔矫治器的历史变革经历了多带环矫治器、金属托槽矫治器、陶瓷托槽、舌侧矫治器、无托槽隐形矫治器。在这个过程中，材料的变革伴随着矫正技术的变革，以不断满足人们对美观、舒适、便捷的需求。无托槽隐形矫治技术是通过计算机辅助三维重建、诊断、设计和制造系统，制作出一系列个性化的无托槽、透明隐形矫治器，患者按照顺序进行佩戴，从而完成错𬌗畸形矫治的一种新兴正畸技术。无托槽隐形矫治器的加工工艺流程和治疗流程是：①获得数字化牙颌模型，可以通过硅橡胶印模经扫描获取，也可以通过口扫获取。②通过计算机辅助诊断和设计系统进行牙颌模型三维数字化重建与诊断分析，设计矫治方案，模拟出正畸牙移动的治疗过程，并通过光固化快速成型设备获得每一步牙移动后的牙颌实体模型。③通过热压膜成型技术以每一步的牙颌实体模型为模板获得一套无托槽隐形矫治器。④交由患者每天除进食、刷牙外都需要佩戴，每隔7～14天更换一副，定期复查，如果因各种原因未达到矫正目标还可以通过重启来修正，最后完成治疗。

（二）无托槽隐形矫治技术的特点

无托槽隐形矫治与传统固定矫治的不同主要表现在矫治器、矫治理念不同以及牙移动方式不同。传统固定矫治系统中产生矫治力的部件（如弓丝、弹性加力装置）通过托槽对牙施力，加力方式多样，多为复合力，力学分析较清晰，医生需根据每次复诊时牙列的

实际状态来调整矫治力的方向、大小、方式。虽然无托槽隐形矫治器也遵循这种设计模式，但不使用托槽和矫正弓丝等装置，而是通过隐形矫治器和附件作为媒介将矫治力施加于牙齿上。不同于传统的固定矫治器，隐形矫治器加力方式单一，主要通过透明牙套的挤压作用产生力；在控制牙齿移动方面，隐形矫治器需要附件和其他辅助装置的帮助来实现牙齿三维空间的移动，牙以倾斜移动为主，力学分析复杂。隐形矫治系统的最终疗效及每一步治疗结果经计算机辅助设计事先确定并固定结果，但受到目前隐形矫治器材料性能和患者个体差异的影响，隐形矫治牙移动与计算机预设结果会有偏差，可能导致矫治中出现"脱轨"现象。对于一些复杂的牙齿移动，治疗过程中可能需要重启治疗或附加固定矫治装置，以达到良好的治疗效果。此外，隐形矫治是一种可摘式矫治器，治疗过程依赖于患者配合，良好的依从性是保障隐形矫治效果的前提。

（三）无托槽隐形矫治系统的生物力学特点

无托槽隐形矫治器控制牙移动有两种模式，即位移驱动模式和加力驱动模式。其中，位移驱动模式只要考虑牙齿下一步的移动位置来设计下一个矫治器即可，矫治器不需要变形。位移驱动模式往往产生单向力，以牙冠移动为主，对牙根移动控制较差，比如倾斜移动和单纯的伸长压低移动。而加力驱动模式更像传统固定矫正技术，先设计矫治力，再根据矫治力的模式确定位移，设计下一步矫治器。临床上，矫治器在患者口内就位后会产生一定形变，从而激发矫治力。加力驱动模式中，矫治器形变可产生复合力，能满足牙的控根移动、扭转移动及其他复杂移动。

通过改变附件形态和位置，可以改变矫治力的方向和作用点，从而控制牙移动方式，比如通过改变附件加力面的角度来改变加力方向，或者通过改变附件位置改变力矩，从而获得不同的牙移动类型。

（四）治疗设计核心

无托槽隐形矫治技术是数字化技术在正畸临床中应用的典型代表。数字化技术的基础就是数学和计算机科学，而材料科学和生物力学与矫正效率密切相关。

无托槽隐形矫治器的材料是一种热压膜材料，这种热压膜材料用于口腔矫正需具备生物相容性、较低的吸水性、一定的透光性及化学稳定性，还应具有良好的力学性能，如合适的弹性和刚性。这种材料的长期力学性能表现为应力松弛周期，目前材料的应力表达期一般为 7 天，所以临床上一般让患者佩戴 7～14 天后更换矫治器。事实上，目前使用的热压膜材料并不能完全满足临床需要，不少研究正针对材料的弹性和刚性进行改进。

无托槽隐形矫治技术中除热压膜材料产生的挤压力外，另一个重要的施力途径是通过附件。附件的设计几乎在每个病例中都不可缺少，它的存在大大扩大了无托槽隐形矫治器的适应证。附件分为传统附件和优化附件。传统附件一般形状规则，主要起固位作用，也有用于加力的单位，一般放置于临床冠的中心位置。优化附件的形状不规则，安装上矫治器后可以主动施力，其形态和安放位置一般由软件决定。各种附件可以结合应用，通过不同的作用方式达到整体移动或控根移动的目的。以拔除第一前磨牙的病例为例，磨牙处的优化支抗附件用于最大化后牙支抗，优化内收附件使尖牙内收过程中获得有效的整体移动，前牙区设计了矫治器预支抗用于在内收期间避免不需要的倾斜移动和前牙伸长。

二、无托槽隐形矫治技术临床操作要点

（一）数字化模型的获取

数字化模型用于模型分析、治疗计划的制订以及治疗结果的预测。
数字化模型的获取方法包括硅橡胶法和口内直接扫描法。

1.硅橡胶法

使用低黏度加聚型硅橡胶、缩聚型硅橡胶、藻酸盐等印模材料，然后通过工业扫描仪获取数字化模型。以硅橡胶二次印模法为例，选取大小合适的专用托盘，取两种等量重体印模材料，按生产厂家要求的时间混合搅拌均匀，直至颜色均一。放入口腔获得初印模，然后使用轻体调拌枪在初印中注入轻体印模材料。轻体充填完成后，放入口腔后均匀慢压，使托盘充分就位。按生产厂家要求的时间定时获得终印模。制取的印模要求牙齿解剖结构完整清晰，牙龈边缘连续、无气泡，无重叠印记，印模不可穿透露出托盘。在牙尖交错位利用硅橡胶材料获取咬合记录。

2.口内直接扫描法

使用激光口内扫描仪直接生成数字化模型。扫描前应清洁患者口腔，必要时抛光牙面，注意保证牙列和咬合信息的完整性。口内扫描仪几分钟内即可精确获取数字模型，不再需要传统的"咬模型"方式，舒适感大幅提高，医生更容易把控，模型精度明显提升。扫描完后几分钟内就可初步预览矫正模拟效果，节省时间。此外，口内数字印模可借助数字化分析软件进行牙色测量和数字比色分析，借助计算机辅助设计软件可更好地分析数字化美学修复效果，更方便医患沟通。

（二）邻面去釉

邻面去釉（interproximal enamel reduction，IER）又称减径、片切，是正畸治疗中获取间隙、解除拥挤的方法之一，也是无托槽隐形矫治技术中对临床医生要求较高的一项临床操作。一般认为，片切的最大厚度不超过原牙釉质厚度的50%才不至于影响牙髓和牙周健康。根据此原则，多数牙齿的单侧釉质面最多可以被片切0.5mm，即从第二磨牙近中到尖牙远中的每个接触区域都可以获得大约1mm的间隙。

邻面去釉禁忌证如下：龋病易患者，有大面积充填体的患牙；过小牙或牙冠形态异常（如牙冠最宽处在龈方）；冷热刺激敏感者；口腔卫生较差者；重度牙列拥挤（>8mm）或牙弓前突程度严重的患者单纯依靠邻面去釉获得间隙。

正确的邻面去釉技术由如下几个步骤组成：计算去釉量及间隙分配、去釉、间隙测量、改形、抛光和釉质保护。去釉可采用人工方法与机械方法，使用高速车针（金刚砂车针、钨钢车针）、慢速金刚砂片（单面、双面）、手用金刚砂条（单面、双面）等。操作时注意保护牙龈乳头和唇舌软组织，保证牙齿外形及接触点正常。

（三）附件设计和黏结

隐形矫治中附件是一种黏结在牙齿唇面或者舌面的复合树脂结构，与矫治器之间形

无托槽隐形矫治
技术临床操作要点

成倒凹,使矫治器与牙面能最大程度地贴合。常用附件设计原则及作用如下。

尖牙、双尖牙扭转移动——去扭转附件(图7-2-1)。

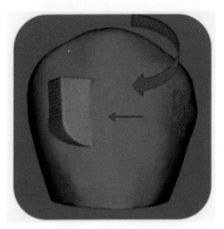

图7-2-1 去扭转附件

牙齿伸长移动——伸长附件(图7-2-2)。

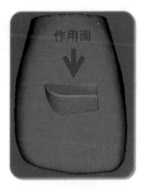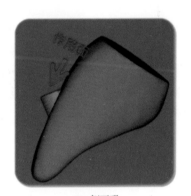

(A) 正面观   (B) 侧面观

图7-2-2 伸长附件

前牙压低移动——远中钝化固位附件。

前牙压低移动伴双尖牙扭转——远中钝化固位附件＋去扭转附件。

拔除前磨牙病例——尖牙、前磨牙、第一磨牙上的垂直矩形附件(图7-2-3)。

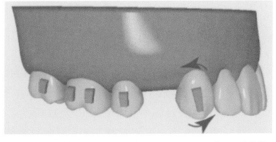

图7-2-3 尖牙、前磨牙、第一磨牙上的垂直矩形附件

拔除下切牙需整体移动的切牙病例——垂直矩形附件（图 7-2-4）。

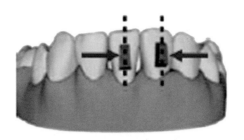

图 7-2-4　下切牙垂直矩形附件

辅助前牙压低——平面导板附件（图 7-2-5）。

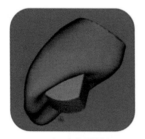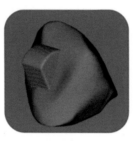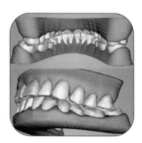

（A）切牙平面导板　　　　　　（B）尖牙平面导板　　　　　　（C）平面导板附件在隐形方案中的应用

图 7-2-5　平面导板附件

反𬌗、深覆𬌗——𬌗垫附件（图 7-2-6）。

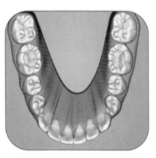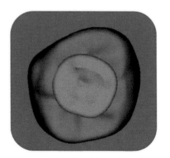

（A）𬌗垫附件在隐形方案中的应用　　　　　　　　（B）𬌗垫附件在单颗牙上示意

图 7-2-6　𬌗垫附件

（四）矫正器佩戴要求和方法

矫治器的摘戴方法如下：戴上时先对准前牙，用手指按紧，再向后往两侧后牙按紧。咬咬胶，令矫治器紧贴每颗牙齿表面。摘下时用手指先从一边后牙舌侧勾起，再勾另一边，往前勾至切牙，向𬌗方脱位。矫治器佩戴时，要求每天戴矫治器 20～22 小时，每 7～14 天更换下一副矫治器，最好睡前更换，以保证有 7～8 小时连续佩戴，有利于获得更好的牙齿移动效果。吃饭、刷牙时取下；每天用清水和牙刷清洁，不建议用漱口水及其他清洁剂清洗;不能用热水烫,以免变形。按照顺序更换新的矫治器,每一副矫治器戴完后按照序号放回原来的袋子,妥善保存。更换新矫治器后的前2~3天增加佩戴时间,使用咬胶,有利于更好地使牙齿移动。按照医嘱佩戴橡皮筋,每天更换新的皮圈。随身携带矫治器保存盒,每次取下矫治器后放在盒子里以防丢失。若出差或旅行,随身再带一副新的矫治器,以防止丢失后没有矫治器戴。矫治器应远离宠物。

对隐形矫正而言,良好的患者依从性是治疗成功的保证。在隐形矫治刚开始时,每次只发放2~3副矫治器,嘱咐患者需要4~6周后复诊。若患者每次佩戴良好,可适当多发放矫治器数量;若佩戴不佳,则暂缓新矫治器的发放,适当延长当前矫治器的佩戴时间。每次与患者约定好复诊时间,若患者未按时复诊,则电话询问患者未复诊原因,并重新预约下一次的复诊时间。同时开展多种形式的健康教育,提高患者对隐形矫治器戴用的依从性,比如给患者发放戴用手册或者电话回访,追踪评价健康教育效果,及时纠正不正确的佩戴方式。

(1)首次接诊患者时应评估患者对隐形矫治的期望和忍耐度。一般来说,选择隐形矫治器的患者对审美要求较高。成人患者更偏重口唇区的美观及整体容貌的改善,医护人员主要通过询问来评价其依从性的高低;而对于未成年患者,医护人员则通过与家长交流,了解患儿日常生活、学习中等其他方面表现出来的依从性,然后由医师、患者及家长共同从依从性的角度来评价患者是否适合进行隐形矫治。

(2)患者复诊时观察患者有无佩戴矫治器,如果每次不戴矫治器,矫治器透明如新,或患者摘戴矫治器很困难,则提示存在矫治器戴用时间不足的问题。如果每次复诊时,矫治器透明度下降,殆面存在一定磨耗,患者摘戴矫治器轻松熟练,则提示患者佩戴矫治器良好。

(3)每次复诊检查牙齿上的树脂附件与矫治器的贴合程度,如果附件都在矫治器型腔内,则矫治器贴合度良好;如果附件不在型腔内,则退回上一副矫治器;若矫治器能完全就位,则上一副矫治器延长戴用时间,直至矫治器完全释放矫治力后再戴用下一副。

参考文献

[1] Fujita K. Development of lingual braccet technique. Esthetic and hygienic approach to orthodontic treatment (Part 1): Background and design[J]. Shika Rikōgaku Zasshi,1978,19(46):81-86.

[2] Fujita K. Development of lingual-bracket technique. Esthetic and hygienic approach to orthodontic treatment (Part 2): Manufacture and treatment (author's transl) [J]. Shika Rikōgaku Zasshi,1978,19(46):87-94.

[3] Fujita K. New orthodontic treatment with lingual bracket mushroom arch wire appliance[J]. Am J Orthod,1979,76(6):657-675.

[4] Hong R-K, Kyung H-M. 正畸舌侧矫治技术:蘑菇型弓丝技术与舌侧托槽[M]. 许衍,王振东,主译. 南京:东南大学出版社,2014.

[5] Miura F. Reflections on my involvement in orthodontic research[J]. Am J Orthod Dentofacial Orthop,1993,104(6):531-538.

[6] 张栋梁. 口腔正畸舌侧矫治技术[M]. 沈阳:辽宁科学技术出版社,2018.

图书在版编目(CIP)数据

系统化口腔正畸学:基础篇/施洁珺主编. —杭
州:浙江大学出版社,2024.4
ISBN 978-7-308-24399-5

Ⅰ.①系… Ⅱ.①施… Ⅲ.①口腔正畸学 Ⅳ.
①R783.5

中国国家版本馆 CIP 数据核字(2023)第 221398 号

系统化口腔正畸学(基础篇)

XITONGHUA KOUQIANG ZHENGJIXUE (JICHU PIAN)

主　编　施洁珺

策划编辑	阮海潮(1020497465@qq.com)
责任编辑	阮海潮
责任校对	王元新
封面设计	续设计
出版发行	浙江大学出版社
	(杭州市天目山路148号　邮政编码310007)
	(网址：http://www.zjupress.com)
排　　版	杭州星云光电图文制作有限公司
印　　刷	杭州杭新印务有限公司
开　　本	787mm×1092mm　1/16
印　　张	10.25
字　　数	243千
版 印 次	2024年4月第1版　2024年4月第1次印刷
书　　号	ISBN 978-7-308-24399-5
定　　价	55.00元